事例で学ぶ
上司のための
職場の
「うつ」対策

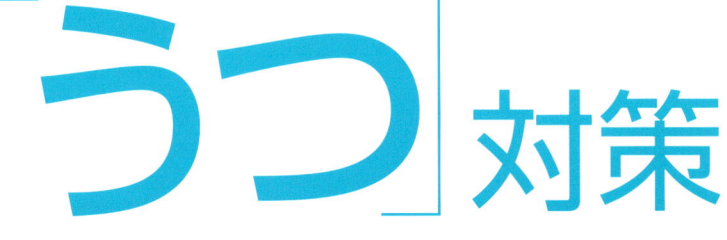

日本メディメンタル研究所　所長
著 清水隆司

ぎょうせい

# はしがき

　私が産業医を始めた頃、1990年代のバブルがはじけて、日本中にダウンサイジングやリストラクチャリング（リストラ）という言葉が広まりました。それと、時を同じくして、職場で、うつ病やパニック障害、適応障害などの精神疾患にかかる社員の問題も注目されるようになり、職場のメンタルヘルス対策の重要性も言われ始めました。

　駆け出しの産業医だった私は、メンタルヘルス不調になった社員の対応で四苦八苦しました。今ほど、精神科（心療内科）に対して世間の理解がなかったので、メンタルヘルス不調の社員を精神科へ受診するよう話し実際に受診してもらうだけでも、大変苦労しました。精神科（心療内科）へ受診することを、ほとんどの人が嫌がりましたし、中には、自分を精神的におかしいというのか、と憤る人もいましたので、そういう人を説得するのに、骨が折れました。

　病院を受診し、「うつ」と診断を受け自宅療養に入った場合でも、体調回復が不十分にもかかわらず、焦って復職をする人がいましたので、産業医としては、なかなか気が抜けませんでした。安心して自宅療養できるよう、月1回程度、私は休職中の社員と面談して生活指導をしながら、安心して自宅療養し体調回復をしてもらうよう支援してきました。

　次に大きな問題は、「復職」でした。当時の職場では、リストラで人員をぎりぎりまで削っているので、一人前の仕事ができない人を受け入れるほど余裕はありませんでした。場合によっては、休職前の職場はリストラでなくなっていることもあり、復職は、新たな職場で行うしかないことも珍しいことではありませんでした。

　そういう状況の中で、産業医として、「うつ」で休職した社員が、安全に職場に戻れるか、戻ったとして、職場で求められる最低限の業務を再休職せずにこなすことができるのか、という判断をしないといけなかったわけですが、この判断を行うことは、正直、精神的にきつかったことを覚えています。当時は、精神科（心療内科）の先生に相談しても、「復職後に再休職することは仕方がない、患者本人が復職したいという

のであれば復職させてみるしかない」という先生もいて、産業医として、職場の安全配慮優先で本人の意向に反し復職を延期するという苦渋の判断をすることで、主治医から「冷たい」と言われることもありました。

　今では、精神科（心療内科）の専門医の間で、「うつ」の人の復職について、単に気分が安定するだけではなく、再び休職せずに働けることが大事という認識に立って、治療をされている人々が増えていますが、その当時は、なかなかそこまで考えて治療をされている医師を探すことは困難でした。

　私は主に民間企業で産業医をしていますが、1年間ほど、ある自治体のメンタルヘルス担当の産業医をしたことがあります。その自治体の産業医をする前は、自治体は民間企業と比べて、職場に余裕があるものと思っていましたが、産業医として、「うつ」になった職員の休職や復職に携わって、初めて、自治体職員の業務の大変さがわかりました。税金を使って住民へ公的なサービスを提供する仕事は、口に出せないぐらい苦労があるものだと、しみじみ感じました。自治体職員の人々のご苦労には、頭が下がる思いです。

　今回、管理職向けの「うつ」対策の本を執筆することになりました。上記の私自身の経験を基にして執筆していますので、中には厳しい対応と感じられる人もいるかもしれませんが、ご容赦願います。「うつ」の人は、休職と復職を繰り返す度に体調を悪化させていきますので、それを防ぐことは大切だと思っています。

　最後に、原稿作成を支援してくれた日本メディメンタル研究所のスタッフ（森創先生、石橋美智子先生、特定社会保険労務士兼産業カウンセラーの舘野聡子さん、保健師の鈴木美和さん）に感謝申し上げます。また、私の産業医生活を支えてくれた家族にも感謝します。そして、今回、執筆の機会を与えていただきました、株式会社ぎょうせいに感謝申し上げます。

平成26年5月

　　　　　　　　　日本メディメンタル研究所所長　清水　隆司

# 目　次

はしがき

## 第 1 章　最近増えている「うつ」

深刻化する「うつ」を含む「精神及び行動の障害」の増加 …………… 2
Q 1 「メンタルヘルス」という言葉をよく聞きますが、そもそも「メ
　　ンタルヘルス」の意味とは何ですか？……………………………… 4
　　　　メンタルヘルスとは　4
　　　　「心の健康づくり計画」7 つのポイント　5
Q 2 「メンタルヘルス不調」もしくは「メンタル不調」とは、どうい
　　う意味なのでしょうか？……………………………………………… 6
　　　　「メンタルヘルス不調」「メンタル不調」とは　6
　　　　寝不足は要注意　7
Q 3 「うつ」とは、どういう状態ですか？………………………………… 8
　　　　うつの症状とは　8
　　　　うつの原因　10
Q 4 病院には、神経内科や心療内科、精神科、メンタルクリニックが
　　ありますが、それらの違いはなんですか？………………………… 11
　　　　診療科目の種類と特徴　11
　　　　受診する病院は本人まかせにしない　14
Q 5 「心身症」「適応障害」「新型うつ」「発達障害」とは、どういう意
　　味ですか？……………………………………………………………… 17
　　　　「心身症」「適応障害」「新型うつ」「発達障害」の特徴　17
Q 6 「カウンセリング」とは何ですか？　どうして健康保険が使えない
　　のですか？……………………………………………………………… 21
　　　　カウンセリングの効用　21
Q 7 「カウンセリング」を受けたいと思った場合、どのようにカウン
　　セラーを探したらよいですか？……………………………………… 23
　　　　カウンセラーを選ぶには　24
Q 8 病院の診断書には、「心因反応」と書かれていましたが、3 か月
　　後に他の病院へ変わった際には、「うつ病」と書かれていました。
　　診断名の精度は、どうなっているのでしょうか？………………… 26
　　　　なぜ異なる病名が？　26
　　　　病院を変える際は前の病院の紹介状をもらう　28

i

Q 9 「ストレス」対策と言いますが、「ストレス」とは何でしょうか？ 「ストレス」を減らすと言っても難しいのですが、具体的にはどうしたらよいでしょうか？……29
　　主なストレス要因　30
　　ストレス要因の身体への影響　31
　　ストレス要因の心理への影響　31
　　職場での「ストレス対策」　34
Q10 「ストレス」は、本当に「うつ」に関係しているのでしょうか？……39
　　「ストレス」と「うつ」との関係　39

## 第2章　クレームに対応する職員の変調シグナルをキャッチしよう

### メンタルヘルス不調のサインをキャッチする……44
Q11 窓口対応（接客）している職員がメンタルヘルス不調になっているかをどのように見つけたらよいのでしょうか？……44
　　窓口対応（接客）とメンタルヘルス不調　44
　　雑談からもメンタルヘルス不調のサインはキャッチできる　46
Q12 住民（顧客）からのクレームでメンタルヘルス不調をきたさないためには、普段からどういうことに気を付けたらよいのでしょうか？……46
　　クレーム対応とメンタルヘルス不調　46
　　「役割を演じている自分」と「個人としての自分」を分けて考える　48
Q13 職員を採用する際に、心の病気になりにくいかどうかを見分ける方法はありますか？……50
　　生活習慣と心の健康との関係　50
Q14 メンタルヘルス不調の疑いのある部下に対して、どのように声をかけて対応したらよいでしょうか？……54
　　精神疾患における早期対応の重要性　54
Q15 窓口対応（接客）で理不尽な要求を言われた場合、どう対応したらよいでしょうか？……57
　　理不尽な要求には「ノー」と言う　57
　　上司のねぎらいの言葉が部下を救う　60
Q16 窓口対応（接客）で、急に顧客が怒り出したときにどう対応したらよいでしょうか？……61
　　怒り出した相手に必要以上におびえない　61
　　怒り出す相手を想定して対応の練習を　62
Q17 住民（顧客）が特定の職員を相手に執拗にクレームを言いにくる場合どう対応したらよいでしょうか？……62
　　不当なクレーマーから部下を守る　62

# 第3章 職場でメンタル疾患を未然に防ぐためには

部下のメンタル疾患の予防法……………………………………………68
- Q18 メンタルヘルス不調の部下を出さないために、ふだんから気を付けることはどういうことでしょうか？………………………………68
  - ストレスに強い職場環境を整備 68
  - コミュニケーションの重要性 70
- Q19 仕事上利害が対立する案件を調整しなければならず、それだけでストレスがたまりますが、どうしたら病気にならないよう予防できるでしょうか？……………………………………………………71
  - ストレスと利害対立の調整 71
  - 対立を解決する「ミディエーション」 74
- Q20 最近は、メールでのやり取りが多く、隣の人とも直接話さず、メールで会話している感じですが、この状態はメンタルヘルス上好ましい状況なのでしょうか？……………………………………75
  - 言語的コミュニケーションと非言語的コミュニケーション 75
  - 雑談もコミュニケーションに有効な手段 76
- Q21 会議や打ち合わせが多く、管理職が職場にいる時間が少ないのですが、そういう場合、メンタルヘルス上、気を付けることはありますか？…………………………………………………………78
  - 「精神支援」「内省支援」「業務支援」とは 78
  - 管理職を補佐する職員の存在 79
- Q22 業務の関係で、一時的に時間外労働時間数が増えるのですが、その場合に、職員の管理で気を付けることがありますか？………80
  - 時間外労働とメンタルヘルス不調の関係 80
- Q23 最近、職場で同僚に対して攻撃的な言動を繰り返している職員に対して、どう対応したらよいのでしょうか？………………………83
  - 攻撃的な言動がでてきたら要注意 83
  - 攻撃的な言動を放置しない 85
- Q24 業務上、指示した内容をすぐに忘れて行わず、注意をしても、同じことを繰り返す職員がいますが、どう対応したらよいでしょうか？………………………………………………………………86
  - 単純なミスを繰り返すメカニズム 86
  - 定期健康診断での問診も重要 88
- Q25 メンタルヘルス不調の疑いのある職員がいますが、自分は病気ではないと言い、病院へ受診しない場合は、上司としてどう対応したらよいでしょうか？………………………………………………89
  - メンタルヘルス不調の人を病院に行かせるには 89
  - 病院で受診する際には上司が同行 91

iii

Q26 産業医（または健康管理医）を設置しようということになりましたが、メンタルヘルスケアがわかる医師をどのように探したらよいでしょうか？……………………………………………………………92
　　　職場の安全衛生を守るのが産業医　92

## 第4章　メンタル疾患で通院・休職している職員の管理

通院・休職している部下への対処法……………………………………96
Q27 「メンタル疾患で通院している」と、部下から診断書が提出された場合、どのように対応したらよいでしょうか？……………………96
　　　部下が医師の診断書を持ってきたら、どう対応するか　96
　　　部下の話にじっくりと耳を傾ける　98
　　　面談時に上司が注意すべき点　99
　　　業務内容の変更には人事担当者等の判断も加味　99
Q28 通院している職員の主治医へ、上司から連絡を取りたい場合に、気を付けることはありますか？………………………………………101
　　　上司が医師に連絡する際に注意すべきポイント　101
　　　患者との信頼関係を重要視する精神科医　103
Q29 メンタル疾患で休職している職員またはその家族へ、上司から連絡を取りたい場合に、気を付けることはありますか？……………106
　　　休職中の職員に連絡を取る際の注意点　106
　　　休職中の職員の家族に連絡を取る際の注意点　109
Q30 メンタル疾患で通院している職員が、仕事でミスを繰り返し、そのフォローで周囲の職員に業務負荷がかかっています。主治医からは「休まずに治そう」と言われているらしく、対処に困っています。この場合、どう対応したらよいのでしょうか？……………110
　　　本人だけでなく周囲の職員への配慮も大切　110
　　　「注意する」と「叱る」の差違　112
Q31 メンタル疾患で休職した職員の業務カバーを、職場の皆で分担して行っていますが、業務量が増えて困っています。業務負荷で、周囲の職員が体調を崩さないようにするためには、どうしたらよいですか？…………………………………………………………………114
　　　「疲れ」が及ぼすメンタル疾患への影響　114
　　　上司に求められるタイムマネジメント　115
Q32 いつもお酒を飲み過ぎる部下がいます。その彼が最近、仕事でミスを頻発するようになり、困っています。どのように対応するべきでしょうか？…………………………………………………………117
　　　メンタルヘルス不調を判断する「3Aサイン」　117
　　　飲酒とメンタルヘルス不調の関係　119
Q33 休職している職員の主治医が、職場と連絡を取らないように言っ

ているため、上司から必要な連絡をしても一切返事がなく困って
　　　います。この場合、どう対応したらよいのでしょうか？ ………………122
　　　　　休職中の職員と連絡が取れなくなったら　122
　　　　　家族や身元保証人の連絡先を予め確認しておく　123
Q34　休職中の一人暮らしの職員と定期的に連絡を取っていたのですが、
　　　突然、まったく連絡が取れなくなり、心配しています。この場合、
　　　どのように対応したらよいのでしょうか？ ……………………………125
　　　　　一人暮らしの職員と連絡が取れなくなったら　125
　　　　　どうしても連絡が取れない場合は、警察への通報も視野に　126
Q35　上司が休職中の職員の体調を確認するときには、どれくらいの間
　　　隔で会えばよいのでしょうか？　また、その際には、職員の自宅
　　　まで行ったほうがよいのでしょうか？ …………………………………127
　　　　　休職中の職員との面談の頻度　127
　　　　　面談はプライバシーが守れる場所で短時間にする　129
Q36　精神科の病院で、職場復帰プログラム（リワークプログラムまた
　　　はリワークデイケア）を実施しているところがありますが、そこ
　　　ではどのようなことを行っているのでしょうか？　復職する前に、
　　　病院の職場復帰プログラムを利用するメリットとデメリットを教
　　　えてください。 ……………………………………………………………131
　　　　　職場復帰プログラムのメリットとデメリット　131
Q37　職員から相談があり、家族に「うつ」の人がいて、その世話が大
　　　変で困っていると打ち明けられました。上司として、何かよいア
　　　ドバイスがあるでしょうか？ ……………………………………………135
　　　　　家族に「うつ」の人がいる職員への対応　135
　　　　　家族に「うつ」の人がいる職員のメンタルヘルスにも注意　137
Q38　部下から相談があり、高齢の親が認知症になり、その介護で自宅
　　　に戻っても休養が取れず、困っていると打ち明けられました。上
　　　司として、何かよいアドバイスがあるでしょうか？ …………………138
　　　　　親の介護で体調を崩す職員へのケア　138
Q39　休職中の部下と定期的に連絡を取っているのですが、ある日、
　　　メールの文中に「死にたい」「遠くへ行きたい」と書かれてい
　　　ました。この場合、どのように対応したらよいのでしょうか？ ……140
　　　　　休職中の部下のメールに「死にたい」と書かれていたら　140
　　　　　自殺のサインを見逃さない　142

## 第 5 章 職場復帰支援について—復職時・復職後の対応—

休職した部下の復職をサポート ……………………………………………146
Q40 休職中の部下から、「復職可能、ただし軽減勤務から始めるのが望ましい」という診断書が出されてきました。その場合、どう対応したらよいのでしょうか？ 復職先の職場では窓口業務が多いので、復職して、すぐに窓口業務を担当させることはできるでしょうか？ ……………………………………………………………146
    円滑な職場復帰を成功させるポイント　146
Q41 復職可能という診断書を提出してきた部下と面談する場合に、上司として、どのようなことに気を付けたらよいのでしょうか？ ……149
    復職の際の面談で気を付けるべきポイント　149
    復職する前に家族との面談を実施　151
    経済的理由を挙げて復職希望の場合は要注意　152
Q42 復職可能という診断書を提出してきた職員と面談しましたが、どう見ても、仕事ができるようには思えません。この場合は、本人の申し出どおりに復職させないといけないのでしょうか？ …………154
    精神科医でも復職可能の判断は難しい　154
    復職決定は本人、家族と面談して慎重に　155
Q43 休職中の職員から、「仕事のストレスで病気になったので、復職先の職場は、元の職場と違う部署にしてほしい」と希望があったのですが、残念ながら、本人の希望する職場へ異動できません。その場合は、どのように対応したらよいのでしょうか？ ……………156
    休職前の職場と復職後の職場　156
Q44 うつ病という診断で休職した職員が復職する際に、一般的には「励ましてはいけない」と言われていますが、職場の同僚がそのようなことをしないように、病名を職場の同僚に伝えてよいのでしょうか？ ……………………………………………………………………158
    職場で病名を伝えるのは慎重な配慮が必要　158
    励ます言葉の使い方　159
Q45 復職した職員に対して、上司から具体的にどのように声をかければよいのでしょうか？ ……………………………………………160
    復職した職員には具体的な指示が重要　160
Q46 「復職した職員を腫れ物扱いしないように」と言われていますが、具体的にどうすればよいのでしょうか？ ………………………………162
    期待している役割を具体的に指示　162
    復職した部下への上司の支援策　164
Q47 職員を復職させたものの、数か月経った頃から、再び休みがちになってきました。本人は「働きながら様子をみたい」と申し出ているのですが、周囲の職員は業務負担の限界にきています。この

　　　　場合、どうしたらよいのでしょうか？ ……………………………166
　　　　　復職した職員をフォローする職員へのケア　166
　　　　　復職後に体調が悪化したら再休職も　167
　Q48　主治医は「復職可能、ただし、軽減勤務から始めるのが望ましい」という診断書を出していたのですが、産業医は「まだ復職は難しい」と判断しました。復職審査会では、双方の判断を考慮した上で、復職の延期を決定しました。ところが、主治医が「復職の延期を決めたのは人事だから、傷病手当金申請書の証明欄には、主治医として記載することができない」と言ってきました。この場合、どうしたらよいのでしょうか？ ……………………………168
　　　　　主治医と産業医の意見が異なった場合には　168
　Q49　「うつ病」で復職した部下が仕事でミスをした際に、どのように注意したらよいでしょうか。一般的には「叱ってはいけない」といわれているのですが、仕事のミスを黙認するわけにはいきません。……………………………………………………………………170
　　　　　復職した部下のミスに対する上司の対応　170
　　　　　ミスを注意する際の上司の話し方　172

# 第6章　職場全体のメンタルヘルスを向上するために

職場のモチベーションや生産性を向上させるためのメンタルヘルス ………176
　Q50　人事評価をメンタルヘルス対策として活用することはできますか？……………………………………………………………………176
　　　　　人事評価とメンタルヘルス対策　176
　Q51　職員のメンタルヘルスケア対策を、どのように優先順位をつけて行った方がよいのでしょうか？ ……………………………………178
　　　　　復職後は計画的に職務内容を決定していく　178
　　　　　メンタルヘルス不調者への対応を1人で抱え込まない　181
　Q52　定期健康診断を活用してメンタルヘルスケアを行うことはできるのでしょうか？ ……………………………………………………182
　　　　　身体的不調と精神的不調の関係　182
　Q53　時間外労働とメンタルヘルスの間に関係があるのでしょうか？ ……184
　　　　　睡眠時間の確保の重要性　184
　Q54　業務改善を進めることで、仕事のストレスを軽減する方法としては、どのようなものがあるでしょうか？ ………………………187
　　　　　ストレス要因を減らす業務改善　187
　Q55　復職の際に、試し勤務（時短勤務またはリハビリ勤務）制度を職場において構築しようとする場合の留意点を教えてください。……188
　　　　　試し勤務制度の留意点　188

# 第1章

## 最近増えている「うつ」

第1章　最近増えている「うつ」

### 深刻化する「うつ」を含む「精神及び行動の障害」の増加

　厚生労働省から発表されている患者調査をみると、図表1のように、うつ病を含む気分（感情）障害の推計患者数（単位：千人）は、昭和59年は55.5、昭和62年は72.6、平成2年は87.4、平成5年は77.1、平成8年は60.3、平成11年は64、平成14年は91.3、平成17年は104.8、平成20年は108.8、平成23年は103.6となっており、病気の診断基準を変更した平成8年以降、一時、推定患者数が減少しましたが、その後、増加傾向が認められます。なお、血液中のコレステロール値が高い高脂血症の平成23年の推計患者数（単位：千人）が149.1ですから、うつ病を含む気分（感情）障害は、高脂血症の3分の2程度存在することになり、それだけ多いと思われます。

　うつ病の推計患者数（単位：千人）は、昭和59年は11、昭和62年は17.4、平成2年は23.1、平成5年は19.5、平成8年は27.2、平成11年は33.5、平成14年は54.6、平成17年は66.6、平成20年は70、平成23年は70.1となっており、平成8年に集計する病気の診断基準を変更したにも関わらず、右肩上がりに増加していることがわかります。胃がんと大腸がんの平成23年の推計患者数（単位：千人）の合計が77.3ですから、うつ病が胃がんと大腸がんと同じくらい、一般的になっているといえます。

　一般財団法人地方公務員安全衛生推進協会の地方公務員健康状況等の現況調査結果（平成25年11月作成、調査対象期間平成24年度）では、「精神及び行動の障害」による長期病休者数（10万人率）が増加し、職員100人に1人を超える割合で発生していること（10万人率：平成20年度1,142.1人から平成24年度1,215.6人と約6.4％増）、「精神及び行動の障害」の長期病休者数（10万人率）に占める割合が増加し、初めて50％を超えたこと（長期病休者に占める割合：平成20年度46.3％から平成24年

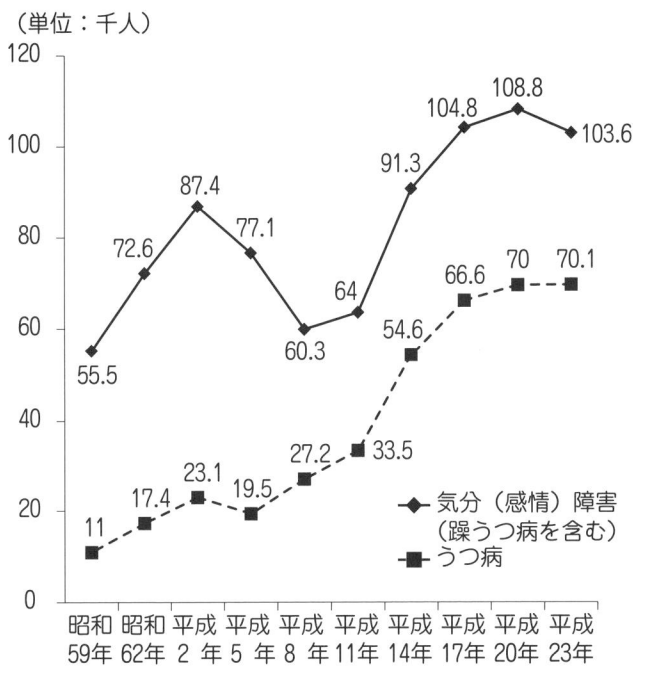

**図表1　うつ病と気分（感情）障害の推計患者数の推移**

（単位：千人）

気分（感情）障害（躁うつ病を含む）: 昭和59年 55.5、昭和62年 72.6、平成2年 87.4、平成5年 77.1、平成8年 60.3、平成11年 64、平成14年 91.3、平成17年 104.8、平成20年 108.8、平成23年 103.6

うつ病: 昭和59年 11、昭和62年 17.4、平成2年 23.1、平成5年 19.5、平成8年 27.2、平成11年 33.5、平成14年 54.6、平成17年 66.6、平成20年 70、平成23年 70.1

＊出典：厚生労働省　患者調査　http://www.mhlw.go.jp/toukei/saikin/hw/kanja/10syoubyo/index.html
平成23年は宮城県の石巻医療圏、気仙沼医療圏及び福島県を除いた数値

度50.8％と増加）が認められ、「うつ」を含む「精神及び行動の障害」が増えていると考えられます。

　ただ、専門家の間では、診断基準の変更に伴い、患者数は変動するため、一概に増加したともいえないという意見もあり、注意が必要です。

　この章では、「うつ」に関連した言葉の意味について、説明したいと思います。

第1章 最近増えている「うつ」

## Q1 「メンタルヘルス」という言葉をよく聞きますが、そもそも「メンタルヘルス」の意味とは何ですか？

## メンタルヘルスとは

　メンタルヘルスとは、英語では、Mental Health と書き、直訳すると、「精神保健」または「心の健康」という意味になります。ですから、「病気」という意味ではありません。「健康」の定義ですが、世界保健機関（WHO）憲章では "Health is a state of complete physical, mental and social well-being and not merely the absence of disease or infirmity." と記載されており、「健康とは、病気でないとか、弱っていないということではなく、肉体的にも、精神的にも、そして社会的にも、すべてが満たされた状態にあることをいいます」（日本WHO協会訳）。ですから、メンタルヘルスとは、心が病気でないとか、弱っていないとかいうことでなく、精神的に満たされている状態のことを指します。

　実際には、精神的に満たされている状態というのは、よくわからないため、精神的に病気ではなく、仕事や生活が普通に過ごせているという意味で考えるとよいと思います。「仕事や生活が普通に過ごせている」という定義も難しいですが、仕事や生活を過ごす中で、①自分自身が困っていないこと、②周囲の人や物を困らせたり傷つけたりしていないことと考えると、わかりやすいと思います。

　なお、「心の健康づくり」のことは、正確には、「メンタルヘルスケア」または「メンタルケア」「メンタルヘルス対策」と言います。心の健康づくり（メンタルヘルスケア）には、職員が病気にならないようにする「1次予防」、病気になった職員を早期に見つけて専門医での治療を受けさせる「2次予防」、そして、治療を受けて病状が回復した職員を職場や社会生活に復帰させる「3次予防」の3つがあります。

## 「心の健康づくり計画」7つのポイント

　厚生労働省は「労働者の心の健康の保持増進のための指針」（以下、メンタル指針という）を平成18年3月に定め、職場におけるメンタルヘルス対策を推進しています。その指針では、まず、事業者は、自らが事業場におけるメンタルヘルスケアを積極的に推進することを表明するとともに、衛生委員会等において十分調査審議を行い、「心の健康づくり計画」を策定することを述べています。「心の健康づくり計画」には、下記の7つの項目を入れることを明記しています。

①事業者がメンタルヘルスケアを積極的に推進する旨の表明に関すること
②事業場における心の健康づくりの体制の整備に関すること
③事業場における問題点の把握及びメンタルヘルスケアの実施に関すること
④メンタルヘルスケアを行うために必要な人材の確保及び事業場外資源の活用に関すること
⑤労働者の健康情報の保護に関すること
⑥心の健康づくり計画の実施状況の評価及び計画の見直しに関すること
⑦その他労働者の心の健康づくりに必要な措置に関すること

　そして、「心の健康づくり計画」を進めるために、4つのケア（セルフケア・ラインによるケア・事業場内産業保健スタッフ等によるケア・事業場外資源によるケア）を行うよう、メンタル指針には記されています。

　なお、事業場内産業保健スタッフ等とは、産業医・衛生管理者・保健師・心の健康づくり専門スタッフ・人事労務管理スタッフ・事業場内メンタルヘルス推進担当者のことを指します。ここで、注意してもらいたいことは、人事労務管理スタッフも、事業場内産業保健スタッフ等の中に位置づけられていることです。人事労務管理スタッフの協力なしには、

第1章　最近増えている「うつ」

事業場内のメンタルヘルスケアは、実質的に推進できないことを忘れてはいけません。

## Q2 「メンタルヘルス不調」もしくは「メンタル不調」とは、どういう意味なのでしょうか？

### 「メンタルヘルス不調」「メンタル不調」とは

　医学的には、心の病気の症状をきたしている危険性があり、専門医の診察・治療を受けないまま放置していると、心の病気になる状態のことを指します。具体的には、下記の症状を生じていることです。

①寝つきが悪い（睡眠薬を飲んでも寝つきが悪く、2～3時間しか眠れない）
②夜中に目が覚めてしまう
③元気な時よりも2～3時間、朝早く目が覚めてしまう
④朝起きた時に、疲れが取れた感じがしない、または、朝がだるい、朝起きられない
⑤体が疲れやすい、疲れがとれない
⑥頭痛やめまい、吐き気があり、内科や耳鼻科で治療を受けても改善しない
⑦些細なことでイライラしてしまう（場合によっては、周囲の人に当たってしまう）
⑧物忘れがひどい
⑨風邪をひきやすく、内科で治療を受けているにも関わらず、風邪を1週間以上ひき続けている
⑩仕事で初歩的なミスをしてしまう（初心者みたいな、うっかりミスをしてしまう）

⑪仕事をこなそうとしても、仕事の段取りが思い浮かばない
⑫上司からみると、残業をしているにもかかわらず、仕事がはかどっていない
⑬勤務が不安定で、始業時間直前に、突然、体調不良で休むとメールで連絡してくる
⑭毎月、私用で1日有給休暇を取得するようになった
⑮自分勝手な理屈を言って、上司の指示に従わない
⑯痛み止めを飲んでいるのに、頭痛または首・背中の痛みが良くならない
⑰持病が治療しているにもかかわらず、良くならない

　最近の傾向としては、昔のように、職場に無断で休むことは減ってきていますが、その一方で、携帯電話やスマートフォンの普及で、始業直前に、上司へメールで「体調不良で本日休みます」という報告をして、連日休み続けるケースも増えています。また、普段おとなしい職員が、ある時期からイライラしてきて、周囲の職員に対して、厳しい口調で話したりメールを送信したりして、周囲が怖がってしまうケースも、目立ちます。

## 寝不足は要注意
　産業医として、メンタルヘルス不調の方に体調を聞くと、眠れない・寝つきが悪い・朝早く目が覚めるということを、最初に口にする人は、最近減ってきて、ほとんどいないように感じます。その理由として、考えられることは、寝不足という言葉を使わなくなってきたせいではないかと、個人的に思っています。20年ぐらい前は、深夜放送もなく、今のようにインターネットも普及していませんでしたから、だいたい夜遅く

第1章　最近増えている「うつ」

ても12時くらいに寝て、朝6～7時に起きる人が多く、睡眠時間が6～7時間を切ると、寝不足で体調がいまひとつ良くない、と健康診断で言う人がたくさんいたように思います。

しかしながら、最近は、夜寝る時間が多様化して、深夜1～2時に寝て、朝5時くらいに起きるような生活をしている人も増えたため、睡眠時間が4～5時間でも、自分でぐっすり寝た感じがあれば、睡眠に問題ないと思う人が多いように思います。

最近の調査では、1日の睡眠時間が6～8時間ある人の方が、うつ傾向が低いことがわかってきており、睡眠の深さだけでなく、1日の睡眠時間の長さがメンタルヘルスを考える上で大切であることがわかってきました。

産業医として、メンタルヘルス不調の方の話を聞くと、身体の症状があってだるいとか、身体の症状で眠れないという人が多いようです。

## Q3 「うつ」とは、どういう状態ですか？

### うつの症状とは

心の病気は、症状で診断します。ここで、注意すべき点は、血液検査などのような客観的な検査で診断しないことです。診断基準については、国際的に、DSM－Ⅳ－TR（精神障害の診断・統計マニュアル）で定められたものを使用します。

DSM－Ⅳ－TRでは、うつ病は気分障害の中に含まれており、典型的なうつ病エピソードの診断基準を下記に示します。

A．以下の症状のうち5つ（またはそれ以上）が同じ2週間の間に存在し、病前の機能からの変化を起こしている。これらの症状のうち少なくとも1つは（1）抑うつ気分、あるいは（2）興味または喜びの喪

失である。（注：明らかに、一般身体疾患、または気分に一致しない妄想または幻覚による症状は含まない）

（1）その人自身の言明（例：悲しみまたは空虚感を感じる）か、他者の観察（例：涙を流しているように見える）によって示される。ほとんど1日中、ほとんど毎日の抑うつ気分

（2）ほとんど1日中、ほとんど毎日の、すべて、またはほとんどすべての活動における興味、喜びの著しい減退（その人の言明、または他者の観察によって示される）

（3）食事療法をしていないのに、著しい体重減少、あるいは体重増加（例：1か月で体重5％以上の変化）、またはほとんど1日中、ほとんど毎日の、食欲の減退または増加

（4）ほとんど毎日の不眠または睡眠過多

（5）ほとんど毎日の精神運動性の焦燥または制止（他者によって観察可能で、ただ単に落ち着きがないとか、動きが遅くなったという主観的感覚ではないもの）

（6）ほとんど毎日の易疲労感、または気力の減退

（7）ほとんど毎日の無価値観、または過剰であるか不適切な罪責感（妄想的であることもある。単に自分をとがめたり、病気になったりしたことに対する罪の意識ではない）

（8）思考力や集中力の減退、または、決断困難がほとんど毎日認められる（その人自身の言明による、または他者によって観察される）

（9）死についての反復思考（死の恐怖だけではない）、特別な計画はないが反復的な自殺念慮、または自殺企図、または自殺するためのはっきりとした計画

B．（省略）

C．症状は、臨床的に著しい苦痛、または社会的、職業的、または他の重要な領域における機能の障害を引き起こしている。

第1章　最近増えている「うつ」

D．症状は、物質（例：乱用薬物、投薬）の直接的な生理学的作用、または一般的身体疾患（例：甲状腺機能低下症）によるものではない。
E．症状は死別反応ではうまく説明されない、すなわち、愛する者を失った後、症状が2か月を超えて続くか、または、著明な機能不全、無価値観への病的なとらわれ、自殺念慮、精神病性の症状、精神運動静止があることで特徴づけられる。

## うつの原因

　上記は症状にしかすぎません。
　なぜ、このような症状を引き起こすのか、その原因としては、一般的に、脳の中のホルモンの1つであるセロトニンが不足すること（モノアミン仮説）が挙げられていますが、研究者の中には、脳の中のセロトニンを増やす薬の効果が出るまでに内服してから1〜2週間、時間がかかることから、BDNF（脳由来神経栄養因子）が、「うつ」の発症に関係しているのではないかという意見もあります。残念ながら、「うつ」の人の脳を直接検査する方法がない現状では、はっきりしていないところがあるのも確かです。
　ただ、最近の脳科学の発達により、「うつ」はものを考えたり判断したりする前頭葉の血流が低下し、その働きが障害されていることがわかってきました。また、快の予測には左前頭前野が、不快の予測に右前頭前野が関係していて、うつ病患者では左前頭前野（快の予測）機能低下が右前頭前野（不快の予測）機能低下よりも相対的に優位になるために、物事を悲観的に考えてしまうこと、セロトニンが関係している神経は長期の報酬予測の制御に関与しているために、脳内のセロトニン低下が長期の報酬予測を低下させ、結果的に目先のことにとらわれやすくなり将来に希望が持てなくなる（例：職場を休むと退職になるのではないかと不安になる）こともわかってきました。「うつ」で生じる、発汗や

動悸、息切れ、めまい、頭痛などの症状は、脳の中の扁桃体の働きの低下により生じた不安が間脳・視床を通じて自律神経を乱すことから生じることもわかってきました。つまり、「うつ」は脳の働きが低下した状態（身体の病気）ということになります。単に、気分が落ち込んだということではありません。

　私の場合は、「うつ」になった職員の人には、医学的な説明は難しく、かえって、自分の頭がおかしくなったのではないか、と勘違いする人が多いため、「うつ」は、疲れすぎで、「寝る体力」「気分をコントロールする体力」「疲れていることを自覚する体力」がなくなった状態と説明しています。その方が、「うつ」になった職員と、そのご家族にとっては理解しやすい説明のようです。

## Q4 病院には、神経内科や心療内科、精神科、メンタルクリニックがありますが、それらの違いはなんですか？

## 診療科目の種類と特徴

　神経内科は、脳神経系の病気を専門に取り扱います。具体的には、脳、脊髄、神経、筋肉のどこかに何らかの問題が生じて、外からの刺激に応じて物事を考えたり覚えたり、体を動かしたりすることが上手にできなくなってしまう病気です。具体的な病気としては、しびれ、手足の麻痺、頭痛、パーキンソン病、脳梗塞、てんかんなどが挙げられます。

　心療内科は、主に心身症という身体の病気を取り扱います。心身症とは、胃潰瘍や頭痛といった身体に現れた不調に、心理的な要因が大きく影響しているものをいいます。具体的には、胃・十二指腸潰瘍、潰瘍性大腸炎、過敏性腸症候群、神経性嘔吐、本態性高血圧、神経性狭心症、過呼吸症候群、気管支炎、甲状腺機能亢進症、神経性食欲不振症、筋緊張性頭痛、書痙（手が震えて字が書けない）、痙性斜頸、関節リュウマ

第1章　最近増えている「うつ」

チ、腰痛症、頸肩腕症候群、原発性緑内障、メニエール症候群、円形脱毛症、インポテンツ、更年期障害、心臓神経症、胃腸神経症、膀胱神経症、慢性疼痛などが挙げられます。実際には、各診療科で治療を受けているにもかかわらず、病状が改善しないケースを指します。

　例えば、本態性高血圧ですが、高血圧の全てが心身症という意味ではなく、内科（循環器内科）で血圧の治療をしているにもかかわらず、なかなか血圧が正常範囲に下がらず、他に高血圧の原因となる身体の病気も見つからない場合は、心身症の可能性が高いという意味ですので、気を付けてください。

　なお、参考までに申し上げますが、心身症が単独で診断名になることはなく、例えば、気管支炎が心身症であった場合には、正確な表記としては、気管支炎（心身症）となります。しかしながら、現実的には、診断書に、心身症の正確な記載がされることは、産業医の経験から申し上げると、意外に少ないです。

　精神科は、こころの病気を取り扱います。こころの病気の症状としては、不安、イライラ、抑うつ、落ち込み、不眠、幻覚、妄想などが挙げられます。不眠には、寝つきが悪い入眠障害と、寝ても2時間おきに目が途中で覚めてしまう中途覚醒、いつも朝6時まで寝ているのに朝方4時くらいに目が覚めてしまう早朝覚醒の3種類があります。職場でよく起こる事例を挙げますと、某課長が、職員Aが最近、遅刻しがちなので、時間をとって職員Aの話を聞くと、残業をせず定時に帰宅しているにもかかわらず、深夜2～3時までネットサーフィンやTVゲームをしているらしい、とわかり、遅刻するのに、何故、深夜まで遊んでいるのか、と管理職が憤慨していることがあります。その場合は、何故、深夜までネットサーフィンやTVゲームをしているのか、その理由を確認する必要があります。意外に、深夜まで遊んでいる理由として、寝つけない（入眠障害）を挙げる方もいます。このように、不眠をすぐに上司に訴

えることが少ないので、職員の話を詳しく聞く必要があります。

　幻覚には、幻視（他の人には見えないものが、本人には、あるように見えてしまうこと）、幻聴（他の人には聞こえない音が、本人には聞こえてしまうこと）などがあります。職場でよく起こる現象を挙げますと、ある日、課長Ｂに職員Ｃが「職場の人が私の悪口を言っているので何とかしてほしい」と訴えてくることがあります。それに対して、課長Ｂは、職員Ｃの訴えを真摯に受け止め、職場の同僚にヒアリングをしましたが、誰も、職員Ｃに対して悪口を言った覚えはないと回答したため、課長Ｂは、その結果を基に、職員Ｃに対して、ヒアリング結果を説明したものの、そんなはずはないと、結果を受け入れず、あげくの果てには、職員Ｃが役所のコンプライアンス窓口へ直訴して、課長Ｂが困り果てるというものです。

　幻覚（この場合、幻聴）のある人に、客観的な事実関係を説明して、論理的に説得しようとしても、本人は受け入れることはできません。これを「訂正不能」と言います。このような場合は、本人を無理に説得しようとせず、健康管理担当や人事担当者へ、早めに相談して対応策（どのようにして、本人を医療機関へ連れて行くか、連れて行く医療機関をどこにするか、職員Ｃの身元保証人への連絡をどうするか等）を検討することが重要です。

　その際、本人の同意を得てから相談しようと、対応を後回しにしないことが大事です。こういう場合では、本人自身は、病気のせいで頑なに「悪口を言われている」と信じていますから、自分がまさか病気だとは全然思っていません。かといって、そのまま放置すれば、職場の人間関係を壊すだけでなく、職場全体のモチベーションや生産性を低下させますので、本人の同意を得ないで情報提供をしてよい場合を規定した個人情報保護法第23条の２「人の生命、身体又は財産の保護のために必要がある場合であって、本人の同意を得ることが困難であるとき」に該当し

第1章　最近増えている「うつ」

ますので、本人の同意を得ず、職員Cの身元保証人へ連絡することは、問題ないと思われます。

　とはいえ、課長Bが職員Cとの関係が崩れることを心配であれば、健康管理担当者または人事担当者から、職員Cの身元保証人へ連絡して呼び出すことも、1つの方法ですし、課長Bから職員Cに対して「あなたの訴えについてはわかりました。今後の善後策を考えるうえで、どうしても、あなたの身元保証人と連絡をとる必要があるので、連絡します」と話すことも1つの方法です。この時、注意してもらいたいことは、くれぐれも、「連絡してもよいですか？」と問いかけないことです。「よいですか？」と聞くと、ほぼ100％「ダメです」と断られるので、余計に対応しづらくなり、話し方に注意が必要です。

## 受診する病院は本人まかせにしない

　幻覚や妄想がある場合は、本人に適切な治療を受けてもらうしかないのですが、医療機関へ連れて行くまでの手続きが実務的には手間がかかります。仮に、本人を医療機関へ連れて行けるところまで準備ができたとしても、本人をどこの医療機関へ連れて行くかを、本人まかせにしては絶対にいけません。本人まかせにして、本人の選んだ医療機関へ行ってもらうと、幻覚や妄想のある方は、自覚がないため、一方的に、自分の主張の正当性を医師に伝えますので、診察する医師からすれば、本人の主張の客観性を確かめる術がない以上、「あなたの言うとおりです。あなたは病気ではありません。」と言い、事態を余計に悪化させます。ですから、本人を医療機関へ連れて行く前に、医療機関へ電話して、本人と一緒に管理職または人事担当者、健康管理担当者が同行してよいか、診察の前に、職場での本人の言動並びに職場での調査結果を聞いてもらえるかを必ず確認することをお勧めします。精神科や心療内科の医師は、心の状態を客観的に検査する方法がないため、職場の安全配慮義務より

も、医師と患者の信頼関係を重視しますので、医師によっては、職場の管理職が患者に同行することを拒否したり、患者との信頼関係を傷つけることを恐れて、職場の事情に耳を傾けてくれなかったりすることも、現実的にはあるので、注意願います。

　話を元に戻しますが、神経内科は、心療内科や精神科と混同しにくいと思われますが、心療内科と精神科は紛らわしく混同しがちです。実際、精神科の医師が、心療内科で開業している場合も多いと言われています。その原因としては、「精神科」よりも「心療内科」と掲げてあった方が、患者さんにとって敷居が低くなり受診しやすいという理由もあります。「メンタルクリニック」という呼び方も、患者さんにとって受診しやすいように、心の病気への偏見などに配慮した結果、近年多く聞かれるようになりましたが、実際には「精神科」「心療内科」との違いはありません。

　基本的には、身体の症状が中心であれば心療内科、こころの症状が中心であれば精神科を受診するとよいでしょう。

　日本では、病院が何科を看板に掲示（標榜）するかは、医師免許さえあれば麻酔科以外は自由に選んでよいことになっています（自由標榜制）。つまり、看板を見ただけでは、その先生の専門が何科なのかよく分からないのが現状です。そういう時は、病院のホームページで医師の紹介のページを見て取得資格を確認するとよいでしょう。精神科の場合、「日本神経精神学会専門医」、心療内科の場合、「日本診療内科学会専門医」の資格を取得している医師であれば、専門医であることが確認できます。

　なお、厚生労働省から、平成20年3月31日付で「広告可能な診療科名の改正について」（医政発第 0331042 号）が通知され、「医療機関に勤務する医師又は歯科医師1人に対して主たる診療科名を原則2つ以内とし、診療科名の広告に当たっては、主たる診療科名を大きく表示するな

## 第1章　最近増えている「うつ」

ど、他の診療科名と区別して表記することが望ましい」とされますが、「改正に係る経過措置として、平成20年4月1日前から広告していた診療科名については、看板の書き換え等、広告の変更を行わない限り、引き続き、広告することが認められる」となっており、通知に違反した場合でも罰則規定はありません。また、病院のホームページの内容の変更は、「看板の書き換え等」や「広告の変更」にも該当しないことになっています。

　病院のホームページを探してみたものの、医師のプロフィールについて記載がない場合ですが、その病院の診療科が、例えば、「内科、循環器内科、心療内科」とされていれば、1番目と2番目の診療科が、その病院の専門と見た方がよいですので、「内科、循環器内科」が専門と推測することができます。また、例えば、「内科、皮膚科、小児科、心療内科、……」と多数の診療科があるところは、プライマリーケアといって、身体的な問題を多面的に診断することが得意なので、心療内科や精神科の専門ではないと推測した方がよいと思います。

　また、ネット上の病院やクリニックの口コミは鵜呑みにされないように気を付けてください。ネットには、声高に自分の感想を訴える人が書き込みますので、医師の中での評価とネット上での口コミ・評判は比例しません。他に、気を付けることは、予約制がある病院とない病院のどちらがよいか、ということは、一番お勧めなのが、予約制で、初診の際に、30分以上話をしっかり聞いてくれる病院が理想ですが、体調が悪く、予約しても2～3週間も順番待ちできない人は、とりあえず、予約制のない病院を受診し、その後、予約制のある病院へ移られることをお勧めします。病院を変えることに抵抗があるかもしれませんが、精神科や心療内科の専門医の数は患者数の増加に比べて十分増えていませんので、専門医のところで受診して、体調が十分安定し、仕事や生活が安定して過ごせるようになったら、予約制のない病院に移って治療をされること

を勧めます。
　なお、病院を変える際には、必ず主治医の紹介状やお薬手帳を持っていく必要がありますので、注意が必要です。

## Q5 「心身症」「適応障害」「新型うつ」「発達障害」とは、どういう意味ですか？

### 「心身症」「適応障害」「新型うつ」「発達障害」の特徴

　心身症とは、平成3年日本心身医学会にて「身体疾患の中で、その発症や経過に心理社会的な因子が密接に関与し、器質的ないし機能的障害がみとめられる病態」と定義されています。
　つまり、心身症は身体の病気ですが、その治療には身体的治療に加え、心理的な治療も必要とする疾患の総称です。具体的な疾患としては、高血圧、頭痛、過呼吸症候群、胃・十二指腸潰瘍、潰瘍性大腸炎、過敏性腸症候群、神経性嘔吐、本態性高血圧、神経性狭心症、過呼吸症候群、気管支炎、甲状腺機能亢進症、神経性食欲不振症、筋緊張性頭痛、書痙、痙性斜頸、関節リュウマチ、腰痛症、頸肩腕症候群、原発性緑内障、メニエール症候群、円形脱毛症、インポテンツ、更年期障害、心臓神経症、胃腸神経症、膀胱神経症、慢性疼痛などが挙げられます。一般的に身体の症状だけに注目しがちなので、一般内科などの各診療科を受診して治療を受けても、なかなか病状の改善が見られないということがよくあります。
　ここで気を付けていただきたいことは、例えば、高血圧であれば、全ての高血圧＝心身症ということではありません。高血圧の患者の中で、通常の薬による治療の他に、カウンセリングを受けたり気分を安定させる薬を内服したりする必要のある人が、心身症という意味です。
　適応障害とは、ある特定の状況や出来事が、その人にとって、とても

## 第1章　最近増えている「うつ」

つらく耐えがたく感じられ、そのために気分や行動面に症状が現れるものです。特定の状況や出来事とは、個人レベルのものから、災害といった社会レベルのものを含みます。現れる症状としては、落ち込み、不安、怒りなどの情緒面の症状と、無断欠勤、喧嘩、過剰な飲酒などの行動面の症状があります。また、不安や緊張が高まることで、震え、めまいといった身体の症状が起きることもあります。メンタルヘルス問題は、①生物学的要因（脳の機能の問題）、②心理学的要因（認知・性格の問題）、③社会的要因（環境の問題）から構成され、その中の社会的要因（環境の問題）に注目して、つけられた病名ですが、適応障害の原因としては、単に、社会的要因（環境の問題）だけではなく、生物学的要因（脳の機能の問題）―例えば、うつ病、パニック障害などのメンタル疾患や心理学的要因（認知・性格の問題）も含まれている点には、注意が必要です。

　適応障害の特徴として、原因となる状況から離れると症状が改善することが多くみられます。例えば、職場での出来事が原因だった場合は、休日は気分が落ち着き趣味を楽しめるといったことがあります。

　いわゆる新型うつとは、近年の若い世代に多く、他罰的で、仕事は休むが趣味や旅行を元気に楽しんでいる、といったうつ病のことを指しますが、「いわゆる」という言葉がついているように、正式な病名（医学用語）ではありません。専門家の間では、現代型うつ病、または、軽症うつ病、非定型うつ病と言われることもあります。「新型」と命名されているのですが、新しく出現したという意味ではありません。既に、昭和45年ころから、いわゆる新型うつ病に似た病気が指摘されています。

　まじめで責任感の強い人が、仕事や生活などで心身の疲労が蓄積し、意欲や興味を喪失して（申し訳ないという）自責の念を抱くといった従来のうつ病とは異なる特徴がみられるため注目されています。その背景には、現代の経済・社会的な変化が影響しているのではないかとも考えられています。また、研究者の中では、いわゆる新型うつの中に、発達

## 「心身症」「適応障害」「新型うつ」「発達障害」の特徴

障害の方も含まれているのではないか、という人もいます。

　いわゆる新型うつ病の症状としては、職場の決まりごと（規範）に対して「ストレス」と感じて抵抗したり、自責感（申し訳なさ）よりも他責傾向（あの人のせいで、私は病気になったと訴える）があったり、初めからうつ病の診断に協力的（自ら、うつ病と言って病院を受診する）であったりすることがあります。いわゆる新型うつ病の治療ですが、他のメンタル疾患と同様に、薬とカウンセリングで対応することになります。職場では、勝手に上司が「いわゆる新型うつかもしれない」と判断せず、主治医や産業医（または健康管理医）と相談しながら、職場で働く際には、最低限職場で守らないといけないことは指摘して守らせることは大切です。注意する際には、「職員だから、これぐらいわかるだろう」という間接的（婉曲的）な言い方はせず、「あなたの人格・人権については、私は傷つけるつもりはありません。職員として、あなたに求められている役割は、具体的に、○○です。だから、○○については、職場で働く際には、毎日実行願います」と具体的に明確に伝えることが大切です。

　発達障害とは、生まれつき、または乳幼児期に何らかの理由により脳の発達・発育が損なわれるため、社会生活を営む上で不得手な部分があり、言語・社会性・感情のコントロールなどがアンバランスなために引き起こされると考えられています。あくまでも、本質的な原因は脳にあり、こころの問題ではありません。

　発達障害もいくつかのタイプに分類されており、自閉症、アスペルガー症候群、学習障害などが含まれますが、１人で複数のタイプを有する場合もあり、症状の現れ方には個人差が大きく、診断できる専門医も少ないのが現状です。診断する際には、児童精神科を標榜している精神科に、上司が本人と一緒に受診し、職場で気になる具体的な言動について医師に説明して検査してもらう必要があります。

## 第1章　最近増えている「うつ」

　学生時代には「少し変わっている人」という印象で過ごせてきても、社会人になり、仕事や人づき合いが多様化し、臨機応変な対応を求められるようになると、「ミスが多い」「協調性がない」「コミュニケーションが取れない」といった問題により表面化するケースが多くみられます。
　「ミスが多い」というのは、記憶を保持する能力が低下しているために、注意されたことを忘れてしまったり、上司から注意を受けている時に、注意されている話の内容よりも上司の怒っている顔の方に集中してしまい、上司から言われている内容を覚えられなかったりすることなどで、生じます。「協調性がない」「コミュニケーションが取れない」ということは、人が集まる所（懇親会・新年会・忘年会・歓迎会など）に参加することが苦痛に感じてしまったり、話の裏が読めないために冗談が通じず、言われた言葉をそのまま受け取ってしまったりすることで生じます。
　ただ、本人は、自分に発達障害があるとは気付いていないことが多いので、周囲の管理職や同僚が振り回されて困ってしまう、または、周囲とうまくいかないことで本人が不眠や抑うつなどの二次障害を起こす、といったケースが多くみられます。

## Q6 「カウンセリング」とは何ですか？ どうして健康保険が使えないのですか？

## カウンセリングの効用

　メンタルヘルス問題は、①生物学的要因（脳の機能の問題）、②心理学的要因（認知・性格の問題）、③社会的要因（環境の問題）から構成されます。

　「カウンセリング」（心理療法・精神療法とも言います）とは、「相談者（クライエント）の抱える問題や悩みなどに専門家が心理的な手法を用いた援助を行い、相談者の人間的な成長を試みること」で、相談者のメンタルヘルス問題の心理学的要因について解決の支援をすることです。

　基本的には、カウンセラー（心理職）と相談者が1対1で対話をすることによって行います。カウンセリングの中では、悩みや苦しみのきっかけとなった出来事や、その時に感じている感情に焦点を当てて対話を行っていくことにより、相談者が自分の感情と向き合い、気持ちの整理をし、出来事に前向きに対処できるようになることを支援します。カウンセラーは対話の中で、相談者にどんなときでも無条件に肯定的な態度で働きかけをしますので、相談者は安心して自分の感情と向き合うことができます。また、カウンセラーは、相談者の性格やものの考え方等に合わせて、さまざまな方法を使います。その方法には、来談者中心療法、認知行動療法、ゲシュタルト療法、音楽療法、森田療法、再決断療法、箱庭療法、家族療法、精神分析、対人関係療法、解決志向アプローチなどがあります。ただ、カウンセリングは人生相談ではありませんので、誤解のないようにしてください。相談者の課題（悩み・行き詰まっていること等）に向き合うのは、相談者自身でありカウンセラーが相談者に代わって答えを出すものではないことは理解しておく必要があります。

　うつやパニック障害などのメンタルヘルス疾患については、薬の治療

## 第1章　最近増えている「うつ」

と一緒に、カウンセリングによって病状がよくなることがあるとわかっています。

　カウンセリングを行うカウンセラー（心理職）には、現在のところ医師や弁護士のような国家資格はありません。臨床心理士や、産業カウンセラーなど、さまざまな名称のカウンセラーが存在していますが、すべて民間の団体が認定した認定資格になっています。カウンセリングに必要な心理学を大学やカウンセラー養成機関で学んだ人が試験を受け、一定の水準に達している人をそれぞれの団体が認定をしています。

　ご質問のカウンセリングの健康保険への適用についてですが、前述のカウンセラーが国家資格ではないということが、理由として一番大きなものになっています。国家資格にするというのは、国がその能力・技術についてお墨付きを与えるということです。相談者の心理的状況を把握し、相談者の心理的状態に合わせたカウンセリングを実施しメンタルヘルス問題を安全に効果が十分に期待できる方法で実施できる能力をもった人をカウンセラーとして認定しなければなりません。国家資格に相当するカウンセラーの知識と技能について何をどこまで求めるのか、かねてより議論が重ねられてきましたが、その具体的な検討は進んではいないようで、適用がいつになるかまだ見通しもたっていない状態です。

　また、カウンセリングを医療行為として広く認めていいかということも議論になっています。医師が行うカウンセリングでも認められるものが認知行動療法などに限定されています。カウンセリングの方法が多種多様にわたっており、効果が一定でないのも、認められない理由の1つのようです。

　しかし、メンタルヘルス疾患の増加が顕著な現在では、カウンセリングをその予防の目的や治療の現場で薬物療法と併用することで効果をあげているのも事実です。特に何度も「うつ」を繰り返す人など、発症のきっかけがその人の考え方や物事のとらえ方（認知のあり方）にあるこ

とが疑われる場合には、カウンセリングによる物事のとらえ方、感じ方の変化が体調にもよい変化をもたらすことがわかっています。すべてのカウンセリングが保険適用になることは難しいかと思いますが、必要な人が必要な治療の一環としてカウンセリングが受けられるような状況になることを期待しています。

## Q7 「カウンセリング」を受けたいと思った場合、どのようにカウンセラーを探したらよいですか？

　一口にカウンセラーと言っても、有する資格はさまざまであり、インターネット上で検索するとさまざまなカウンセリングルームなどがヒットします。またカウンセラーを名乗るのに一定の基準もありません。ネット上の情報だけで、よいカウンセラーを探すことは難しいのが現状です。

　病院・クリニックによっては、カウンセリングを併設している場合もあります。すでに通院している病院・クリニックにカウンセリングが併設されている場合は、主治医に相談してカウンセリングを受けてみるという方法もあります。

　通院先の病院・クリニックでカウンセリングを実施してない場合は、主治医に紹介してもらう、または、勤務先の健康相談窓口である医師や保健師（看護師）に相談してみる、という方法もあります。

　自分で探す場合は、やはりインターネットを使うことになりますが、下記のようなサイトを利用するとよいでしょう。

・厚生労働省　こころの耳　こころの相談対応者
　(http://kokoro.mhlw.go.jp/qualification/)
・一般社団法人日本臨床心理士学会　(http://www.jsccp.jp/)

第 1 章　最近増えている「うつ」

- 一般社団法人日本産業カウンセラー協会
  （http://www.fjcbcp.or.jp/about.html）
- 日本カウンセリング学会　（http://www.jacs1967.jp/branch/）
- 特定非営利活動法人ヘルスカウンセリング学会
  （http://www.healthcounseling.org/index.html）
- 公益社団法人　日本心理学会
  （http://www.psych.or.jp/qualification/index.html）
- 日本応用心理学会　（http://j-aap.jp/?page_id=21）
- 日本健康心理学会　（http://jahp.wdc-jp.com/shinsei.html）
- 財団法人メンタルケア協会　（http://www.mental-care.jp/）

## カウンセラーを選ぶには

　先に述べたように、カウンセラーと名乗っていても各人のバックグラウンドはさまざまですし、もちろん相性もあります。一度受けたカウンセリングで思うような効果を感じられなくても、それで受けるのをやめてしまうのではなく、他のカウンセリングも試してみることをお勧めします。

　ただし、カウンセリングだけで病気を治そうとは、絶対に思わないようにしてください。必ず、精神科（心療内科）の病院・クリニックを受診して、必要な薬は内服しながら、カウンセリングを受けるようにしてください。

　著者の経験では、メンタルヘルス不調を抱えた人の中には、精神科（心療内科）の病院・クリニックへ通院し、カウンセリングを受けるだけでは問題が解決しないケースも多々あります。例えば、病気で働けないために、住宅ローンや自動車のローン等が払えない、高齢の親が病気のために自分で生活できなくなり面倒をみないといけなくなった、などのケースです。

　経済的な問題は、いくら精神科（心療内科）の主治医やカウンセラー

へ相談しても解決はできません。当たり前のことなのですが、メンタルヘルス不調の人は、思考力や判断力が低下しているために、このことがわからなくなっている場合も多くあります。ローン（借金）の返済が難しいという経済的な問題は放置していくと、ますます大きな問題になるので、経済的な負担が大きくなる前に、各地域にある法テラスや弁護士に早く相談して、適切に対応する必要があることを、経済的な問題を抱えてメンタルヘルス不調になっている人に、是非、教えてあげてほしいと思います。

意外にも、病気で住宅ローンが支払えないことを、自分自身でローン会社へ相談してしまって、毎月の返済金額についての交渉がうまくいかず、あきらめている人もけっこういます。必ず、法テラスや弁護士などの法律の専門家に相談しないといけないことを教えてあげてください。

介護の問題を抱えてメンタルヘルス不調になっている人も増えてきました。介護の問題で困っている人の話を聞くと、高齢の親が認知症になって、自分では生活ができないのに、介護保険を使いたくないと言い張っているとか、親が悪性腫瘍（ガン）になって手術や抗がん剤の点滴などで、体力が低下して、自分で生活が送れなくなってきた、というケースがありました。

認知症になっていくと、判断力や思考力が低下するために、一時的な感情にまかせて言っていることが多いので、認知症の親が言っていることを真に受けずに、最寄りの地域包括支援センターへ相談するようお願いします。また、介護保険は、認知症になった高齢の人しか使えないと誤解している人もけっこういますが、介護保険は、40歳以上で、認知症だけでなく、脳卒中やこころの病気などで、自分で生活が送れなくなった人も対象になりますので、介護保険が使えるかどうかを、自分または家族で判断するのではなく、最寄りの地域包括支援センターに相談した方がよいということを教えてほしいと思います。また、役所（自治体）

第1章　最近増えている「うつ」

に勤務している職員は、介護休暇制度もありますので、介護休暇制度の使い方についても、人事担当者から説明してあげてほしいと思います。介護の問題は、いまや、日常的に、誰もが抱えている問題ですが、それを、家族だけで抱え込んでいることが多いですので、公的なサービスや介護休暇の利用法は、メンタルヘルス不調の職員だけでなく、他の職員にも年に1回は広報してもらいたいと思います。

**Q8** 病院の診断書には、「心因反応」と書かれていましたが、3か月後に他の病院へ変わった際には、「うつ病」と書かれていました。診断名の精度は、どうなっているのでしょうか？

### なぜ異なる病名が？

　精神科や心療内科から出される診断書は分かりにくく、記載された病名から病状などを理解できないと指摘されることはよくあります。

　身体的な疾患は、採血やレントゲン、CT検査などで身体の状態を調べて原因を追究し診断がつきます。異なる医師が診察しても診断が一致する可能性が高いです。しかし、こころの病気（精神疾患）は、数値や画像など客観的な判断基準がなく、問診や主治医の観察、心理検査が診断の中心となるため、診察する医師により診断が異なる可能性が高いのです。また、精神疾患の診断には、従来診断と操作的診断の2種類があるため、患者さんに当てはめられる診断名がいくつも出てきます。

　従来診断とは、精神疾患の背景や原因なども考慮した原因別分類による診断です。内因、外因、心因の3つに分けます。原因不明、または、生まれ持った気質や家族内で発生する遺伝傾向が関係して起こる場合を「内因性」、身体の病気が原因となるものを「外因性」、ストレスやストレスを受けやすい性格などの心理的な要因によって起こるものを「心因性」といいます。

## なぜ異なる病名が？

　操作的診断とは、複数の症状の中から一定項目以上が当てはまればその病気であると診断されます。この診断基準としてDSM－ⅣやICD10が使われています。

　「心因反応」とは、従来診断の心因性精神障害に分類されます。何らかの心理的なきっかけがあり、その反応として生じた精神障害のすべてを含む広い概念のため、診断書に好んで使われる傾向にあります。

　「うつ病」には、不眠、食欲低下、全身倦怠感、抑うつ感、無気力、不安、焦り、集中力低下、悲観的思考、自責感など多彩な症状が見られます。これらの症状は、どれも「心因反応」という概念にも含まれています。そのため、前医での「心因反応」という診断も間違っていたわけではありません。

　それでは、なぜ「うつ病」「心因反応」という異なる病名が診断書に記載されていたのでしょうか。

　主治医は、患者の治療をうまく進めるために、患者との信頼関係を維持する目的から患者に受け入れやすい診断名を使うことが多々あります。実際に、精神科医や心療内科医などを対象に行われた調査では、92.1％の精神科主治医が、診断書の病名について「患者の職場での利益を考慮して病名の表現を虚偽でない範囲内で緩和したことがある」と回答しています。また、「うつ」をどのように表現しているか？　という問いに対して、40.4％の精神科主治医は「抑うつ状態」と、若干表現を和らげると回答しています。「うつ病」と表現すると回答した精神科主治医は37.3％、「自律神経失調症」と表現すると回答した精神科主治医が13.9％、「心身症」と表現すると回答した精神科主治医が1.8％、「心身疲労状態」と表現すると回答した精神科主治医が2.1％でした。上記の調査結果のように、診断書の病名は、主治医によって変わってくる可能性の高いものなので、それに振り回されないようにしなくてはいけません。

　なお、職場関係者に対する調査では、職場関係者が「うつ」と思う事

第1章　最近増えている「うつ」

例の診断書の病名について調べたところ、「うつ病」が33.0％、「神経症」が30.9％、「自律神経失調症」が19.8％、「心身症」が6.1％、「適応障害」が5.5％、「統合失調症」が1.8％という結果が出ています。

## 病院を変える際は前の病院の紹介状をもらう

　実際の診察の場面ですが、患者自身が、受診の際、何を中心に話すかによって、精神科医・心療内科医が、どの症状に当てはまるかという判断が変わることがよくあります。患者自身も人間ですから、病院を変えても、症状を以前と同じように話すとは限りませんので、医師との話の中で、何を中心に話すかが多少変わり、そのために、精神科医・心療内科医が病気の中心となる症状をどのように判断するかも変わり、結果的に、診断名が変わることは、仕方のないことだと思った方がいいかもしれません。診断名が変わっても、処方される薬の大部分は変わりません。ですから、一般市民向けの病気の説明書（家庭の医学書など）を読んで、あの人は○○病でなく、△△病に違いないと考えることは、危険です。

　精神科医・心療内科医は、薬を処方して、その結果、病状が改善したかどうかを確認することで、病気の診断を正確にしていくこともよくあります。ですから、途中で、病院を変える場合には、変える前の病院の紹介状は必ず必要です。なぜならば、今までに処方された薬で、何が効果があり、何が効果がなかったことが引き継がれていかないと、薬の調整がまた最初から始まることになり、正確な病気の診断と治療にたどり着くのに、時間がかかり、結果的に、患者が不利益を被るからです。

　診断書の診断名については深く考えるよりも、上司として、仕事を与える上で、どういうことに気を付けるのがよいのかを、本人の同意を得て、主治医へ問い合わせる方がよいと思います。

## Q9 「ストレス」対策と言いますが、「ストレス」とは何でしょうか？「ストレス」を減らすと言っても難しいのですが、具体的にはどうしたらよいでしょうか？

　「ストレス」という言葉は、今は日常的に使用されていますが、正確には「ストレッサー（ストレス要因）」と「ストレス状態」に分けられます。よく例に挙げられるものとしては、ボールをぐっと押すと、圧力を受けた部分がへこんでしまう現象があります。ボールをぐっと押すことを「ストレッサー（ストレス要因）」と言い、ボールがへこんでしまう状態を「ストレス状態」と言います。ここで、気を付けてほしいことは、ボールは単に圧力に対してへこんでいるわけではなく、へこむことでボールの中の内圧を上昇させて、外からの圧力とバランスをとるようにしていることです。ですから、「ストレス状態」は、外からの刺激に負けない（適応する）ようにしている状態とも言えます。

　歴史的には、ハンス・セリエという研究者が、ラットに、いろいろな物質を注射してみたり、怪我をさせたり、出血させたり、40度の高温の部屋に入れたり、マイナス10度の低温の部屋に入れたり、縛り付けて動けなくしたりして、さまざまなことを行っても、ラットの体の中を調べると、副腎という腎臓の上側にある臓器が大きくなっていること（副腎皮質の肥大）・身体の抵抗力（免疫）を支えるリンパ球を作る組織が小さくなっていること（リンパ組織の委縮）・胃や腸の壁が荒れて潰瘍が生じていることという共通の現象が認められたことから、物質の注射・ケガ・出血・高温・低温・束縛というものを「ストレッサー（ストレス要因）」と言い、副腎皮質の肥大・リンパ球組織の委縮・胃腸壁の潰瘍を「ストレス状態」と考えたことに、由来します。現在では、ハンス・セリエの「ストレッサー（ストレス要因）」「ストレス状態」の考え方を基に他の研究者がストレスに関して調査し、日常生活や職場等の場面で

第1章　最近増えている「うつ」

広く、その考え方を適用するようになりました。

## 主なストレス要因

　「ストレッサー（ストレス要因）」には、①生物学的ストレッサー（ウイルス・細菌・花粉・病気など）、②物理学的ストレッサー（音・光・温度・湿度・部屋の広さなど）、③化学的ストレッサー（さまざまな化学物質・お酒・タバコなど）、④心理的ストレッサー（嬉しいこと・楽しいこと・悲しいこと・いらだつことなど）、⑤社会的ストレッサー（職場に関すること、家庭に関すること、地域・社会に関すること、経済に関することなど）が挙げられます。

　「ストレス状態」は、心や身体に対する悪影響だけを指すのではなく、やる気や仕事のスキル、集中力等が向上したり、ワクワクしたり、笑ったりする、心や身体に対する良い影響も含まれます。

　よく職場で問題になるのは、部下に注意すると、ストレスになるから注意してはいけないのか、ということですが、例えば、A課長が部下Bに「資料のこの部分が間違っているから、このように書き直してください」と指示をし、職員Bが書類を修正したことを例に説明しますと、「資料が……なので書き直してください」とA課長が発した言葉は、「ストレッサー」になりますが、その指示を受けた職員Bが指示通りに書類を修正したことは、「注意力」を向上させたことであり、職員Bにとっては、「良いストレス状態」であり、注意することを全てよくないと考えるのは、間違いです。ただ、人間も、その時の体調によって、受け止め方が変化しますから、A課長が他の職員Cに対して、「資料のこの部分が間違っているから、このように書き直してください」と指示を出した時に、職員Cが「もう、この職場は合わないかもしれない」と落ち込んでしまうという悪いストレス状態になることもあります。ストレッサー（ストレス要因）には、個人差がないですが、ストレス状態は個人

差が大きいということです。大事なことは、管理職は部下との日頃のやり取りの中で、どのタイミングで、どう指示を出せば、職員によいストレス状態を生み出すかを考えて行動することです。仮に、管理職の思うように、部下によいストレス状態を生じさせることができなかった場合には、放置せずに、声をかけて、「あの指示は、こういう意味で話したのだが、意味が伝わったかな」とか、「仕事で指示することは、あなたの人としての尊厳を否定していることではありません。職場の役割として、求めていることです」とフォローすることが肝心です。

## ストレス要因の身体への影響

　図表2は、ストレッサーの身体への影響を図示したものです。ストレッサーやストレス状態の話になると、精神的なことが取り上げられがちですが、そうではなく、普段は、些細なストレッサーが人に加わっても、ものを考えたり判断したり行動したりすることを担っている大脳皮質や感情を司る大脳辺縁系（海馬・扁桃体・視床下部等の脳の中心に近い部分）が上手に動いて、身体に大きな悪影響が生じないようにしています。しかし、許容量を超えたストレッサーが加わると、視床下部から下垂体が過剰に刺激されて、自律神経系が乱れたり、体内のホルモンバランス（内分泌系）が乱れたりすることで、血圧の上昇・血糖値の上昇・心拍数の増加（動悸）・消化管の運動抑制（胃腸障害）・免疫力の低下（風邪にかかりやすくなる）という症状を来します。ハンス・セリエが発見した副腎皮質の肥大・リンパ球組織の委縮・胃腸壁の潰瘍という症状のうち、副腎皮質の肥大とリンパ球組織の委縮は内分泌系の乱れ、胃腸壁の潰瘍は自律神経系の乱れによるものとわかっています。

## ストレス要因の心理への影響

　図表3は、ストレッサーの心理的影響を示しています。ストレッサー

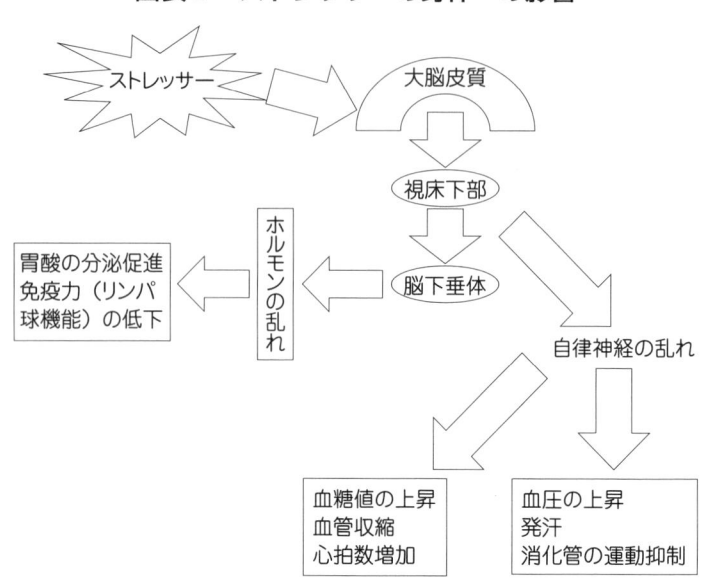

## 図表2　ストレッサーの身体への影響

```
ストレッサー ⇒ 大脳皮質
                ↓
              視床下部
                ↓
胃酸の分泌促進      ホルモン      脳下垂体
免疫力（リンパ  ← の乱れ  ←
球機能）の低下                   ↓
                              自律神経の乱れ
                              ↙        ↘
                        血糖値の上昇   血圧の上昇
                        血管収縮      発汗
                        心拍数増加    消化管の運動抑制
```

（ストレス要因）が加わると、すぐにストレス状態になるわけではなく、ストレッサー（ストレス要因）が与えられると、まず、頭の中で、一次的評定が行われ、ストレッサーを自分の健康や幸福にとって何の意味も持たないという「無関係」、ストレッサーが自分自身を良好な状態を維持するのに役立つと判断し肯定的な感情（喜び・愛・幸福・陽気・平和など）を生じる「無害―肯定的」、自分の価値・目標・信念などが危うくなっている、もしくは、脅かされていると判断する「ストレスフル」の3つに分類されます。「ストレスフル」には、既に自分の価値・目標・信念など危うくなってしまった、または、脅かされてしまったという「害―損失」、まだ実際には「害―損失」に至っていないが、今後、「害―損失」になる危険性があるという「脅威」、ストレッサーにより自分にとって利益や成長の可能性を与えられるという「挑戦」の3種類があります。

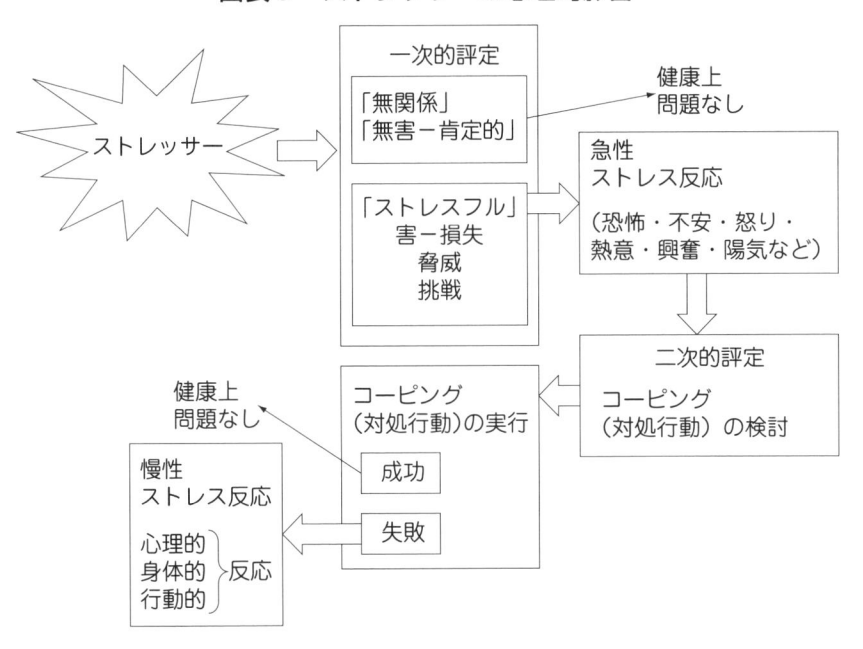

## 図表3 ストレッサーの心理的影響

ストレッサー → 一次的評定
- 「無関係」「無害－肯定的」 → 健康上問題なし
- 「ストレスフル」害－損失／脅威／挑戦 → 急性ストレス反応（恐怖・不安・怒り・熱意・興奮・陽気など）→ 二次的評定 コーピング（対処行動）の検討 → コーピング（対処行動）の実行
  - 成功 → 健康上問題なし
  - 失敗 → 慢性ストレス反応（心理的・身体的・行動的反応）

　一次的評定により、ストレスフルと判断された場合に、恐怖・不安・怒り・熱意・興奮・陽気などという急性ストレス反応が生じます。その次に、ストレッサーに対して、いつ、どのように対処するか（コーピング）を検討します。コーピングの種類には、直面したストレッサー（問題・課題など）を解決するために具体的に努力する（問題焦点型コーピング）と、直面したストレッサーの解決ではなく生じた感情を調整する（情動焦点型コーピング）の2つに分類されることもあれば、「情報収集」「計画立案」「放棄・あきらめ」「責任転嫁」の4つに分類されることもあります。

　コーピングを実施した後、二次的評定がなされ、自分が考えて行動したコーピングがストレッサーをうまく処理でき、成功したと判断されると健康上問題を生じませんが、うまく処理できず失敗と判断された場合

第1章　最近増えている「うつ」

には、慢性ストレス反応へ移行します。慢性ストレス反応が固定化されると、メンタルヘルス不調へ移行していきます。

## 職場での「ストレス対策」

　上記の仕組みを基にして、職場での「ストレス対策」を考えてみましょう。

### （1）管理職と部下との普段の声かけが大切

　ストレス対策をする以前に、普段から、管理職と部下とのコミュニケーションが大切です。メールで職員に対して、連絡するだけではいけません。直接、顔を見て、「おはよう」「ご苦労様」「お疲れ様」と声をかけることが必要です。性格的に、自分から管理職や同僚へ挨拶することが苦手な人もいますが、その人に対しては、管理職から「おはよう」だけでもよいので、積極的に声をかけてあげることが大切です。職場にパソコンが導入されてから、メールで用件を伝えることが増え、直接、相手と話す機会が減ってきていますが、性格的に、無口な人は余計に無口になりがちで、仕事や生活で困ったことが生じても、誰にも相談せず、自分一人で抱え込む傾向が強くなっています。そうならないよう、無口な人には、管理職から、「おはよう」だけでもよいので、最低限のコミュニケーションをとっておくことが大事になります。

### （2）管理職と部下、職員同士の雑談も大切

　昔は、業務終了後に、上司が部下とお酒を飲みに出かけるという「飲みニケーション」があり、上司が部下に対して仕事のことだけでなく、プライベートのことや働き甲斐、仕事のやりがいなどを話す機会がありましたが、今は上司が部下と飲みに出かける機会は少なくなりました。ですから、休憩時間や業務の合間などで、上司が部下と1～2分間だけでも雑談を交わすことが大事になっています。もちろん、職員同士の雑談も大切になっています。

たった1〜2分間だけでの雑談の中から、お互いの人柄や生活、考え方などがわかり、いざという時に、部下から上司に相談しやすくなります。職場内で雑談もしていない関係では、相談しようにもできないことは、よくあります。

　ここで、誤解してもらいたくないことは、メールやSNS上で会話をすればよいというものではありません。人のコミュニケーションは、文字だけでなく、声の調子や顔の表情、しぐさなどの非言語的なものも大事になります。

### （3）部下の生活状況をおおまかでもよいので把握する

　日頃からの部下との雑談や年に1回受診する健康診断結果から、職員Aは自宅が職場から遠く、通勤に片道1時間半以上もかかるらしい、職員Bは高齢の親がいて介護をしているらしい、職員Cは健康診断で血圧が高くて通院している、職員Dは大酒のみで健康管理部署から注意を受けているらしいなどと、部下の生活状況を把握することが大事です。人が許容できるストレッサーの量は、仕事関係のストレッサーだけではなく、プライベートのストレッサーも含みます。ですから、部下のプライベートは関係ないと考えずに、生活状況をおおまかでもよいので把握して、生活上困っていることがある、または、健康上の問題がある場合は、仕事のストレッサーに耐えられる許容量が低下していると判断して、仕事の量が多くても、部下のスキルと人間関係からみて比較的簡単に処理できるものを与えるという対応をとることで、ストレスで体調を崩すことを予防できます。

### （4）見かけ上の仕事のストレッサーを大きくしない

　仕事の指示を受けた部下が、仕事のストレッサーの見かけ上の大きさを実際よりも大きくさせないようにすることも大切です。

　具体的には、「早く」「しっかりと」「きちんと」「適当に」と、あいまいな言葉を使わずに、明確に、求められている仕事のアウトプットを伝

第1章　最近増えている「うつ」

えることです。仕事には、重要度と緊急度があります。重要でない些末的なことでも緊急性が高いこともあります。それを、部下の自主的な判断に任せず、管理職が、はっきりと、「この仕事は、〇月〇日の会議に必要な資料なので、その△日前までに作成してください」ということが大切です。

　また、部下に、「結果」と「成果」の違いについても、教えておく必要があります。例えば、受験であれば、自分は、「問題集を10冊こなしたから」、きっと、「合格する」にちがいないと思うのは、「結果」で、「成果」というのは、試験当日に、学校が作成した問題を解いた後に、「試験担当者が採点」をして、受験した人たちに点数の分布をみて、今年は「△点以上を合格」にするというものです。大事なポイントは、基準を作る人と評価をする人です。「結果」は、基準を作る（問題集を10冊解いた）人も、評価をする（合格するにちがいない）人も、「自分」である一方、「成果」では、基準を作る（問題の作成と採点）人と評価をする（△点以上は合格）人は「他人」ということです。ストレスで体調を崩しやすい人は、「自分」の基準で仕事をこなして、「他人」はきっと自分の仕事に対してよい評価を下すと考えがちな人が多いのです。管理職は、その点を考慮して、「この資料は、□□のところが大事なので、その点に注意して作成してください。それ以外のところは、〇〇程度にまとめるだけでけっこうです。」と、基準を明確に伝えておくことも、「ストレス対策」にはとても大事なことです。基準が明確になれば、仕事が効率的に進みますし、指示を受けた部下にとっては、一見すると仕事の量が多くても、大切なポイントが把握できれば、実質的な仕事の量は減らすことができます。

**（5）職員一人で仕事を抱え込ませない**

　ストレスで体調を崩す職員に多いタイプは、指示された仕事を受けたものの、どうしたらよいかわからず、四苦八苦しているところに、別の

仕事が舞い込んでしまい、それに対して、何も言えず、仕事を抱え込んで、自分の許容量を超えてしまう人も多くいます。

　どうしてよいかわからないのに、それを管理職へ相談できない職員は、相談すると自分に対する評価が下がってしまうのではないか、上司に相談して注意を受けることは人としての尊厳を傷つけられることではないか、と不必要な心配をしている人も多くいます。

　この場合も、上記に述べた「結果」と「成果」が混同されているので、「仕事をこなす」以前に、「どうこなしたらよいか、わからない場合は相談すること」が仕事のスキルとして重要であることを明確に伝えることが大事です。また、仕事で注意することは、職場の中で演じている、職員としての役割に対して注意しているのであって、人としての尊厳（人格等）を傷つけているわけでもないので安心してほしい、と伝えることも重要です。

### （6）仕事の進捗状況を定期的に確認する

　指示した仕事の進捗状況は、管理職は確認することも大事です。仕事のはかどり具合が、管理職が思ったほど進んでいない場合には、指示した仕事内容を整理して、上司として、仕事のどの部分を重要に考えているのか、職員のスキルからみて、仕事のどの部分については、誰に相談したらよいのか、を明確にしておく必要があります。ストレスで体調を崩す職員のタイプには、指示された仕事のアウトプットのレベルを自分の基準で要求水準以上に上げて、仕事の質・量ともに増やしている人もいますので、その場合は、求められている仕事のレベルを明確に伝えて、仕事の質や量を勝手に上げないよう指導することが大事です。一般的に、仕事のレベルを上げると、評価が上がると思われていますが、忙しい職場では、仕事のレベルを上げることよりも、仕事のレベルがほどほどでもよいので、締め切りまでに決められた量をこなすことが重要であることも多いですから、その点については、明確に職員へ伝えておく必要が

あります。

### （7）指示した仕事をこなすことの「目的」を伝える

「△△までに、○○の仕事をお願いします」とだけ伝えることもありますが、時には、「□□という仕事は、顧客にとっては△△という意味で大事なので、お願いします」というように、仕事をこなすことの「目的」を伝えることも大切です。ストレッサーを一時的評定する際に、「ストレスフル」と判断されても、ストレッサーにより自分にとって利益や成長の可能性を与えられる「挑戦」と判断しやすいように、仕事をこなすことの「目的」または「意味づけ」を伝えることも、ストレス対策に大事なことです。単に、仕事をこなせばよいと思って、仕事に向き合うのと、この仕事は「△△のため」と思って、向き合うのとでは、当然、仕事に対する負担感も違ってきます。

### （8）部下の健康管理に配慮する

ストレスの問題は、気持ちの問題ではなく、身体への影響も含みますので、身体が健康でなければ、ストレス対策の根本が崩れます。ですから、定期健康診断は必ず職員には受診させて、その結果、保健指導や再検査・精密検査・治療の必要があるものは、職員自身に任せるのではなく、管理職から、きちんと受診させるようにしましょう。どこの病院へ行けばよいのかがわからない職員がいたら、健康管理担当部署の連絡先を教えたり、病院を受診するために、平日に有給休暇の取得が必要であれば、有給休暇が取れるよう業務内容の分担を見直したりして、職員の健康管理を支援することも大事です。

## Q10 「ストレス」は、本当に「うつ」に関係しているのでしょうか？

## 「ストレス」と「うつ」との関係

　最近の脳科学の発達により、脳のどの部分で働きが低下しているか、もしくは、働きが異常に高くなっているのかが検査できるようになってきました。それにより、過剰なストレッサーが心身に加わることで生じた、慢性のストレス反応が持続・固定化することで、「うつ」などの心の病気が生じるという現象を脳科学の視点から調べることができるようになりました。

　人がストレッサーを受けると、脳の視床下部と下垂体、腎臓の上にある副腎の皮質がホルモンを介して連携して対処し、身体に悪影響が出ないよう対処します。これを、視床下部・下垂体・副腎皮質系（略して、HPA系）と言います。過剰なストレッサーを受けると、視床下部・下垂体・副腎皮質系において、CRF（コルチコトロピン放出因子）というホルモンの一種が過剰に分泌され、それにより副腎皮質からコルチゾールというホルモンが大量に放出されます。大量のコルチゾールが脳の中にある神経へ悪影響を与え、ストレッサーへ適応する能力の低下を来し、うつ病が発症しやすいと考えられています。

　大量のコルチゾールは、視床下部・下垂体・副腎皮質系が過度に動いて、体内のホルモンバランスを崩さないように抑えている海馬という部分の脳神経にも悪影響を与え、気分の不調（落ち込む、不安など）を引き起こすだけでなく、視床下部・下垂体・副腎皮質系の活動がなかなか正常レベルまで低下しにくくさせることもわかってきました。また、大量のコルチゾールは、脳神経が過剰に動かないよう抑えている神経伝達物質のGABA（γ—アミノ酪酸）で動いている脳神経にも悪影響を与え、セロトニンで動いている脳神経の活動を抑えることで、物事を考え判断

## 第1章　最近増えている「うつ」

する前頭葉（特に前頭前野）の働きを低下させることもわかってきています。

　研究者の中には、CRF自身は覚せい作用があるため、慢性的な睡眠不足が、うつ病の発症に関わるHPA系の過剰な動きにも関係していると言う人もいます。

　このように、「うつ」になった人の脳の働きについて研究が進んだ結果、「うつ」という病気の状態を客観的に調べる研究者の動きが高まり研究・調査が進んだ結果、平成21年4月1日に光トポグラフィー検査がうつ症状の鑑別診断補助という先進医療として、厚生労働省に承認されました。

　光トポグラフィー検査（NIRS、近赤外線スペクトロスコピィ）は、額（前頭前野）を中心に左右対称にセンサーを付けて、ある課題に取り組んでいる間の脳の表面（大脳皮質）の血流量の変化を測定するものです。心の病気については、患者の訴える症状を中心に病気を診断するために、心の状態（脳の働き）を測定する客観的な検査がないこと、また、「うつ症状」を来す病気には、「うつ病」だけでなく「双極性障害（躁うつ病）」などの病気もあることから、患者の病気を正確に診断するのに、精神科医の高いスキルと長年の経験が必要になります。しかしながら、最近のうつ病等の心の病気が増えている一方、それに対応できる専門医が増えていないため、光トポグラフィー検査を診断の補助に使用して、増加する患者の治療に役立てようというものです。

　ただ、光トポグラフィー検査による病気の診断の精度については、研究者の間でも議論があり一定の見解が出ていないこと、光トポグラフィー検査は健康保険が適用されないため費用が高額であること（1回：1万3,000円程度）、検査ができる医療機関が限られていること、患者の訴えから病気を診断し、患者と医師の信頼関係を重視しつつ治療を行い患者の気分の安定を目標にする医療現場において、光トポグラ

フィー検査結果をどのように診療や治療に役立てるかが、まだ、専門医の間でも見解がまとまっていないことから、光トポグラフィー検査（もしくは、それに代わる客観的な脳機能測定法）が精神科医療の現場に浸透するには、まだ時間がかかると思われます。

　これは、著者の個人的見解ですが、長年「うつ」の治療をしているにも関わらず、休職と復職を繰り返す場合には、主治医とよく話し合い、光トポグラフィー検査を受けることも検討される方がよいのではないかと思います。

　ただし、光トポグラフィー検査に限らず、全ての検査には、「偽陽性」（本当は、Aという病気ではないに、Aの病気であると結果を出してしまう）と、「偽陰性」（本当はAという病気なのに、Aという病気でないという検査結果を出してしまう）という性質があります。ですので、光トポグラフィー検査結果が、全てではなく、本人の症状、並びに、周囲から見た本人の症状を、総合的に精神科医がみて判断するべきであることを忘れないよう注意する必要があります。

　光トポグラフィー検査を行っている医療機関は、厚生労働省のホームページで「先進医療を実施している医療機関の一覧」の中の「光トポグラフィー検査を用いたうつ症状の鑑別診断補助」に掲載されています。具体的には、群馬大学医学部附属病院、東京大学医学部附属病院、国立精神・神経センター病院、近畿大学医学部附属病院、鳥取大学医学部附属病院、山口大学医学部附属病院、自治医科大学附属病院、東京都立松沢病院、公立大学法人福島県立医科大学附属病院、医療法人楽山会三島病院、学校法人日本医科大学千葉北総病院、独立行政法人国立病院機構舞鶴医療センター、島根大学医学部附属病院、東京警察病院、金沢医科大学病院、昭和大学医学部附属東病院、奈良県立医科大学附属病院、医療法人社団以和貴会いわき病院、大阪医科大学附属病院、琉球大学医学部附属病院、山梨大学医学部附属病院、慶應義塾大学病院、独立行政法

第1章 最近増えている「うつ」

人国立病院機構鳥取医療センター、医療法人愛精会あいせい紀年病院、大分大学医学部附属病院、東邦大学医療センター大森病院で実施されています（平成26年2月現在）。厚生労働省のホームページには掲載されていませんが、個人の開業医でも光トポグラフィー検査をしているところもありますので、各病院のホームページで調べてください。

# 第2章

# クレームに対応する職員の変調シグナルをキャッチしよう

第2章　クレームに対応する職員の変調シグナルをキャッチしよう

## メンタルヘルス不調のサインをキャッチする

　職員の業務として、職場にもよりますが、避けては通れないのが、窓口対応業務（接客）だと思います。窓口を訪れる住民（顧客）とうまく対応でき、業務が円滑に済めばよいのですが、現実的には、クレームを窓口で言う住民もいることは、事実です。やむを得ない事情でクレームを言ってくる人もいれば、冷静に話を聞いても、自己中心的なことをクレームで言ってくる人もいます。しかし、すべての人に平等なサービスを提供する立場上、クレームを訴える人を相手にしないわけにはいきません。一方、クレーム対応をしている職員の健康も守らなければなりません。この章では、住民からのクレーム対応をする職員のメンタルヘルスケアについて記していきたいと思います。

**Q11** 窓口対応（接客）している職員がメンタルヘルス不調になっているかをどのように見つけたらよいのでしょうか？

### 窓口対応（接客）とメンタルヘルス不調

　窓口対応（接客）を担当する職員には、事務処理能力に加えて、臨機応変な接客スキルも求められます。また、相談の内容や混雑具合によって、業務の予定が立てにくい、という点もストレスの原因になると考えられます。時には、苦情を訴える人の対応をすることもあるでしょう。
　そういった窓口対応をしている職員のメンタルヘルス不調のサインをいくつか挙げてみましょう。

・**勤怠が乱れている**
　メンタルヘルス不調を生じるとしっかり眠れなくなり、朝起きにくく

なります。ちょっとした体調不良を理由にした遅刻や欠勤が増えるようになります。特に、週始めの月曜日に定時出勤できなくなるケースも多くなります。中には、以前はあまり有給休暇を取らなかった人が、ある月から、毎月1～2日、私用で休むようになることもあります。その際も、連休明けや月曜日に、有給休暇で休むことが多くなる傾向があります。私用で休むと報告があると、管理職として、すぐにはメンタルヘルス不調を思いつきにくいと思いますが、勤務状況の変化はよくあるメンタルヘルス不調のサインであることは押さえておく必要があります。

・ミスが増え、仕事の効率が悪くなる

　メンタルヘルス不調から思考力・判断力が低下すると、業務面では、仕事の手順を間違える、言われたことを忘れる、といったうっかりミスが目立つようになります。また、仕事の効率も悪くなり、時間内に業務を消化できずに残業が増える、といった状況が生じやすくなります。

　スムーズに窓口業務ができないことで、窓口相談に来た住民からクレームを言われたりして、ストレスがますますたまりやすくなります。

・身体の不調を訴える

　頭痛、疲労感、めまい、腰痛や動悸などの身体の不調が、メンタルヘルス不調の症状であることもあります。また、風邪をひきやすい、一度ひいた風邪が長引く、といった場合も要注意です。

・感情のコントロールができない

　急に理由もなく涙を流したり、イライラして攻撃的になったりするなど、感情のコントロールが利かなくなることがあります。逆に、元気がなくなり、周囲の状況に合わせて話したり笑ったりせずに沈みがちになります。窓口相談に来た住民に対しても、冷静に話を聞かず、感情的に

第2章　クレームに対応する職員の変調シグナルをキャッチしよう

対応してしまう、といったことが考えられます。

**雑談からもメンタルヘルス不調のサインはキャッチできる**
　このようなサインは、窓口対応以外の職員でも、メンタルヘルス不調の際には生じやすいサインでもあります。周囲から見て、以前とは違うなと感じたら、声をかけてみるとよいでしょう。
　また、窓口対応でトラブルが生じた際に、すぐに助けを求められるような職場環境を、日頃から作っておくことが大切です。そのためには、挨拶やちょっとした雑談を交わして、日頃からコミュニケーションを取りやすい雰囲気であることが大切です。
　メンタルヘルス不調のサインについてはＰ６を参照してください。

**Q12**　住民（顧客）からのクレームでメンタルヘルス不調をきたさないためには、普段からどういうことに気を付けたらよいのでしょうか？

**クレーム対応とメンタルヘルス不調**
　職員の業務の中でも住民（顧客）からのクレーム対応は、最もストレスを感じることのひとつではないでしょうか。公共事業を進めるにせよ、さまざまな行政サービスを実施するにせよ、住民とのコミュニケーションは欠かせないところです。その中で、行政の対応や運用が「自分の期待どおりではなかった」「不都合があった」というクレームが発生することも少なくないでしょう。また、全くこちらに落ち度がなく、一方的に的外れなクレームを言ってくる住民もいるかもしれません。
　平成25年には宝塚市の市役所の窓口で、職員の対応に不満があったと火炎瓶が投げつけられた事件も発生しています。もちろん、これは稀なケースではありますが、不特定多数の方へのサービスを行う事業のひと

つである鉄道事業でも、乗客による鉄道会社社員への暴行が後を絶たない現状もあり、クレームへの対応が1つ間違うと暴行事件に発展する不安を感じるのも当然ではないかと思います。

　また、クレームという特性から、どんなことを窓口で言われるか、職員側には事前に予想がつかないことも、ほとんどではないでしょうか。クレーム対応をする職員は、どんなクレームなのか最初の段階ではわからないまま、相手の感情を悪化させることなく十分に話を聞き、住民に適切な対応をとるために行動をしなければなりません。クレーム対応は、基本的には、住民の要望に応じることや、住民に満足がいくまで説明することでしか完結しません。つまり、クレーム自体を申し立てた方に主導権があり、窓口対応をしている職員のコントロールが及ばないことが、クレーム対応をさらに難しくしているのです。

　このような状況の中では、職員にとってクレーム対応は、非常に大きなストレスとなり得ます。

　厚生労働省が出している「心理的負荷による精神障害の認定基準」の中にも、精神疾患の原因となる業務上の心理的負荷として「顧客や取引先からクレームを受けた」という項目があります。本人に過失がない場合でも、その損害の大きさや事後対応の困難さによっては心理的負荷が強いものとして評価される場合があることが明記されているのです。

　職員の中にはクレーム対応をしているけれども、負担に感じることがないという人もいるかもしれません。そういった場合は、負担に感じているということを自覚しないように感情を遮断している場合がありますし、自分が感じないからといって、他の人も負担を感じるわけがないと判断するのも乱暴です。まずは、クレーム対応がストレスになっているということを認識することから、質問のメンタルヘルス不調をきたさないための対応法が見えてくるのです。

　対応法として、まずは「コミュニケーション力」を高めることが重要

です。これはクレーム対応において相手が何を求めているかを「聴く力」、そしてこちらの情報を提供したり、説明したりするときに必要な「伝える力」、この2つです。この2つの力を付けることで、問題解決のスキルが向上し、クレーム対応の困難さが1つ下がります。

　クレームを申し立てる人は、「自分の期待していること」と「現実」とのギャップから、クレームを申し立てていることがほとんどです。何をどこまで求めているのかをしっかり聞き、役所の限界がどこなのか、「できること」と「できないこと」を明確にした上で相手のことを尊重しながら伝えることができないと、相手の感情をさらに悪いものにしてしまいます。ただ、クレームを言ってくる人に、役所の限界を理解してもらい、クレーム対応を丸く収めることが、場合によっては、正解ではないことも理解しておく必要があります。いくら丁寧に説明しても、理解できないことはありますので、クレームを言ってくる人をこちらでコントロールしようとは期待しない方がよいかもしれません。少なくとも、時間をかけても、職員自身の日常業務に大きく支障を来さない程度になればよいと、考えておく必要があります。

## 「役割を演じている自分」と「個人としての自分」を分けて考える

　クレーム対応が苦手な職員の中には、「窓口対応業務をしている自分」と「本当の自分」を混同している人がいます。窓口対応業務をしている自分は、業務命令で担当した業務をしている「役割を演じている自分」であり、「個人としての自分」の「一部」に過ぎません。仕事をしていることは、仕事で求められている役割を、職場で演じているわけで、窓口対応業務をして、クレームを住民から言われるということは、「個人としての自分」に対してクレームを言っているわけではなく、「演じている役割」に対してクレームを言っているのです。クレームを言ってくる人は、いろいろなことを言ってくるかもしれませんが、「個人として

「役割を演じている自分」と「個人としての自分」を分けて考える

の自分」の尊厳を傷つけているわけではないことを忘れないようにするだけでも、クレームの受け止め方が少し変わってきます。

　クレームを言われることは、「個人としての自分」が悪いわけではなく、「職場で求められている役割」について不平不満を言っているだけであることを冷静に理解する必要があります。

　クレーム対応をして、つらかった気持ちや大変だったことを口に出して話せるようになることも、クレームに対して直接解決することにつながりませんが、自らのコミュニケーション力の向上を促す方法の1つです。ほかの人に迷惑や心配をかけないように黙っていなければならないという「思い込み」は捨てて、大変だったことやつらかったこと、今後の対応で不安に思うことを、職員自身が職場で口に出して言えること、そして、それを受け止める職場環境を、管理職が作ることがとても大切です。クレーム対応のつらさを口に出せない職場環境では、さらに、職員自身のストレスの度合いは高まります。職場では、窓口対応業務に少々のミスが仮にあったとしても、それを責めずに、まずは職員の話を上司が聞き、クレーム対応の大変さをねぎらってから、今後どう対応したらいいかを職場で検討するような環境になれば、メンタルヘルス不調になる危険性は低くなると思います。

　そして、メンタルヘルス不調のサインに早く気付いて対応することも大切です。常時ストレスにさらされ続けると不眠、肩こり、めまい、腰痛などさまざまな体調不良につながることがわかっています。ストレスによって脳が疲れ、それがさまざまな体調不良というサインに繋がっている状態なのです。これに気付かず放置すると最終的にメンタル疾患になってしまうのです。まずは、上記のような体調の変化やサインをキャッチしたら、体調を整えることを心がけることで、ある程度は体調を回復することができます。

　自宅では、パソコンやスマホでネットサーフィンをしたり、アルコー

第2章　クレームに対応する職員の変調シグナルをキャッチしよう

ルやコーヒーなどの刺激物を取ったりせずに、できるだけ早く就寝する、入浴はシャワーではなく湯船にお湯を張ってゆっくりと体が温まるまで浸かる、バランスのいい食事をとることを心がけることだけでも、脳の疲れをひどい状態にしてしまうことを避けることができます。管理職としては、窓口対応業務をしている職員の疲れが溜まりすぎていないか確認することがたいへん重要な役割になってきます。

　クレーム対応は自治体としては避けられない業務の1つです。クレーム対応が「職員として当然の業務」だけではなく、大きなストレスの1つでもあることを認識することで、クレームに対応している職員の健康に必要な配慮をし、その職員が元気に働き続けてもらうことが可能になるのです。

### Q13　職員を採用する際に、心の病気になりにくいかどうかを見分ける方法はありますか？

## 生活習慣と心の健康との関係

　基本的に、職員を採用する際に心の病気になりにくいかどうかを見分ける方法はありません。

　生活習慣と抑うつ傾向は関連性があると言われており、職員を採用する時に、採用時の健康診断の問診で生活習慣について聞くことは、ある程度参考になると思われます。

　私たちの日常生活は、個々に特有なパターン化された行動によって占められています。これらのパターン化された具体的な行動を「生活習慣」と呼んでいます。

　生活習慣と健康との関係についての研究は昭和40年にアメリカのブレスローらによって開始されました。米国カリフォルニア州で無作為に選ばれた7,000人を対象に質問紙調査により7項目の生活習慣と身体的健

康度を測定し、またその9年後に同一被験者の追跡調査を行いました。その結果、以下の3つのことが示されました。
・食事や睡眠などの生活習慣は身体的健康度と関連がある。
・良好な生活習慣をより多く実践しているほど健康状態が良好であった。
・健康習慣は一定期間後の健康状態にも影響を及ぼしていた。

　日本では、本格的な研究が昭和50年代に開始され、先にアメリカのブレスローが提唱した7項目に若干の修正を加え、良好な生活習慣とされる8項目から構成される生活習慣質問票（図表4）が作成されました。
・7〜8時間の睡眠
・毎日朝食をとる
・喫煙をしない
・過度の飲酒をしない（日本酒換算で、1日2合以上の飲酒をしない）
・1日9時間の労働にとどめる
・運動を定期的に行う（2日に1回程度、1回30分以上の運動）
・栄養のバランスを考えて食事をする
・自覚的ストレス量が多くない

　実践している良好な生活習慣の個数を「健康習慣指標 Health Practice Index：HPI」と呼び、このHPI得点が高いほど健康状態が良好であるとされています。またHPI得点が高いほど抑うつ尺度得点が低いことも示されるとされています。個々の生活習慣の中では、睡眠時間、食事の規則性、飲酒の頻度が抑うつと関係すると認められています。睡眠時間が不十分な場合、食事が不規則な場合、飲酒量が多い場合に抑うつ傾向が強くなっていました。
　特に、睡眠に関わる問題は、種々の精神疾患ならびに身体疾患の発症リスクとなることが多くの研究によって示されています。
　1,053人の大学卒業生を平均34年間、最長45年間追跡したチャン教授

## 図表4　生活習慣尺度8項目

| あなたの普段の生活に最もよく当てはまるものに○をつけて下さい ||
| --- | --- |
| 喫煙 | ①吸わない　②止めた　③吸う（1日　本、約　何年間） |
| 飲酒 | ①飲まない　②時々飲む　③ほぼ毎日飲む |
| 朝食 | ①ほぼ毎日食べる　②時々食べる　③食べない |
| 睡眠時間 | 9時間以上　8時間　7時間　6時間　5時間以下（　　時間） |
| 労働時間 | 6時間以下　7時間　8時間　9時間　10時間　11時間以上（　　時間） |
| 運動 | ①する　　　　　　　　　　　　　　　　　　　　②しない<br>（何を　　　　　　　）（1週間に　　　時間くらい） |
| 栄養のバランス | ①バランスのよい食事　②少しはバランスよく　③偏食 |
| 自覚的ストレスの量 | ①多い　　　　　　　②中程度　　　　　　　③少ない |

らの調査では、学生時代に不眠を有する対象者では、その後に「うつ」を発症するリスクが有意に高いことが報告されています。追跡18年目以降に「うつ」を発症している対象者が多くみられたため、不眠を有する対象者は、後に「うつ」という新たな病態を発症しやすいと解釈されました。同様の研究が複数示されており、現在では、不眠は「うつ」のリスクファクターの1つと考えられています。そして、不眠のリスクファクターとして重要視されているものには「運動習慣がない」「精神的ストレス」「ストレスへの対処不良」などが挙げられています。

　以上のことを踏まえ、採用時に生活習慣を問うことがある程度の参考になると思われます。

　こころの病気はさまざまな要因で起こるため、なりやすいかどうかを正確に予測することは出来ません。しかし、生活習慣は肥満、糖尿病、高血圧、脂質代謝異常、虚血性心疾患などの身体疾患のみならず、精神

疾患とも密接に関連していることが示されています。

　また、身体の病気にも、「うつ」が生じやすいこともわかってきています。心臓病では17～27％、脳血管疾患では14～19％、悪性腫瘍（がん）では22～29％、疼痛では30～54％で「うつ状態」を引き起こしやすいと言われています。糖尿病の11.4％にうつ病が合併し、うつ病の疑いまで入れると31.0％にのぼるという報告もあります。それ以外の身体の病気では、内分泌疾患（甲状腺機能亢進症、下垂体疾患、副腎疾患）や、膠原病、自己免疫性疾患でも、「うつ」が合併しやすいと言われています。ですから、身体の病気の治療もきちんと行うことも、心の病気になりにくくすることにつながると思われます。身体の病気と心の病気を分けて考える人が多いですが、心身相関というように、身体の状態と心の状態はお互いに関係しあっているということも、是非、理解していただきたいと思います。

　なお、心の病気のなりやすさをストレス耐性とも言い、ストレス耐性を調べるアンケート調査が販売されていますが、その精度については、はっきりわかっていません。

　著者の産業医としての経験から言えば、基本的な生活習慣を身に着けていない人（毎日の睡眠時間が4～5時間以内、食事の栄養バランスが偏っている等）は、職員に採用されて実務を行うようになってから数年後に、体調を崩すことが多いと感じています。上司は、仕事の管理だけでなく、定期健康診断を毎年受けるよう職員に話したり、健康診断結果で治療や検査が必要であった場合は、必ず病院へ行くよう話し、基本的な生活習慣が身についていない職員に対しては、正しい生活習慣を教えていただきたいと思います。

第2章　クレームに対応する職員の変調シグナルをキャッチしよう

## Q14 メンタルヘルス不調の疑いのある部下に対して、どのように声をかけて対応したらよいでしょうか？

### 精神疾患における早期対応の重要性

　精神疾患の対応については、早期発見、早期対応が重要であることはさまざまな情報媒体からご存じかもしれません。ただ、なぜ早期発見・早期対応が必要なのかまで理解している方は少ないのではないかと思います。ここではまず早期対応の必要性と、どのように対応すればよいか、声をかける時に注意しなければならない点について述べてみたいと思います。

　早期の対応が必要とされる理由は下記の2点に集約されます。

　1つは、メンタルヘルス不調の職員に早期対応せず、その職員の体調を悪化させることによって、休職や復職のプロセスに時間とマンパワーが想像以上に必要になることです。もう1つは管理職の労務管理上の責任が問われるということです。

　産業医として面談をする場合によくあるのが、職員の精神疾患がひどく悪化し、出勤することが容易にできなくなっているケースです。こうなると病状の回復までに大変長い時間がかかります。何の不安もなく長い期間ゆっくり休養して、さっと復職できればいいのですが、そういうわけにはいかないケースが多いのです。休職期間には期限があります。自宅療養中の職員の気持ちとしては「休職期間満了までに復帰できるのだろうか」と不安にもなります。万が一、復帰できずに退職することになれば、その精神疾患になった原因をめぐって、勤務先と争いになることもあります。

　また、管理職には職員が仕事で健康を損ねないようにするという役割（安全配慮義務）があります。これは精神疾患に限ったことではありませんが、病気であれば業務量を調整する、通院のための時間を確保する、

## 精神疾患における早期対応の重要性

担当業務を変更するなど、病気が悪化しないように対処をすることが求められています。部下の体調が悪そうだ、ということに早く気付いて対応することをせず、病気を結果的に悪化させることになった場合には、その義務を十分に果たしていないといわれる危険性が出てくるのです。

それでは、早期発見・早期対応するということは、具体的にどんなことをするべきなのかについて説明します。

まず、管理職として部下の体調悪化（メンタルヘルス不調）の症状に気付くということが大切です。症状はＱ２（６ページ）で紹介したとおりです。

職場では、一般的に言われているような、眠れない、気持ちが落ち込むという症状で、最初に気付くことは少ないです。著者の経験で言えば、勤務が不安定になることや身体の症状があることで、管理職が気付くことが多いです。

このようなサインに気付いたら、次は早期対応です。気付きながらも、まだ病気とはいえないのではないか、と思って様子を見ていたら、意味がありません。

どのように声をかけるかですが、下記のケースを参考にしてください。くれぐれも、「メンタルヘルス不調」「精神疾患」「病気」「おかしい」「原因は何か」「なんとかなる」「がんばれ」という言葉は使わないようにしてください。

**＜ケース１＞普段、有給休暇を使わない職員Ａが、ある月から毎月私用で１〜２日休むようになってきた場合**

管理職「Ａさん、○月と○月と○月に、有給休暇を、１日ずつ月曜日にとっていますが、ちょっと体調が気になるので、話を聞きたいのですが……」

職員Ａ「はい、実は、月曜日の朝、頭痛がひどくて……」

管理職「頭痛がひどいのですね。いつから、頭痛がひどくなったのか

第2章　クレームに対応する職員の変調シグナルをキャッチしよう

　　　　　な？　私に話せる範囲でよいですが。」
職員Ａ「半年ぐらい前です。」
管理職「わかりました。体調が心配なので、人事課（または、健康管理
　　　　部署）に相談して、よい病院を紹介してもらいましょう。」

**＜ケース２＞腰痛がひどく、疲れがとれないと訴えている職員Ｂの場合**

管理職「Ｂさん、前から、腰痛がひどくて、疲れがとれないと言ってい
　　　　たが、最近はどうなのかな。」
職員Ｂ「整形外科へ通院して、薬を飲んでいるのですが、なかなかよく
　　　　なりません。」
管理職「それは心配だな。自分としては、体調について、どうしたいと
　　　　考えているのかな。」
職員Ｂ「早く腰痛を治したいと思っています。今通院している病院を、
　　　　このまま通い続けてよいのかどうか、考えています。」
管理職「わかりました。以前、人事課（または、健康管理部署）に相談
　　　　したら、よい病院を紹介してもらって、体調がよくなった職員が
　　　　いたので、今回も、人事課へ相談してみよう。」

　多くの場合、身体の症状を中心に訴えますので、それを受け止めて、
「体調をよくするために」「体調が心配なので」と話して、人事担当者や
健康管理担当者へ相談するよう促すことが大事です。

**＜ケース３＞最近、眠れないと訴えている職員Ｃの場合**

管理職「Ｃさん、最近、眠れないと言っていたが、体調が心配なので、
　　　　詳しく話を聞きたいのですが。いつごろから、眠れなくなった
　　　　の？」
職員Ｃ「去年、人事異動で、この職場に来てから、なんとなく朝方に目
　　　　が覚めるようになって。最近は、毎日、深夜に目が覚めてしまう
　　　　感じで、身体が疲れた感じが続いています。」
管理職「そんなに疲れているのは、心配だな。今、病院には通っている

の？」
職員Ｃ「いいえ。これって、もしかしたら、うつですか？　精神科へ行かないといけないのでしょうか。」
管理職「私は医者ではないので、病気かどうかはわからないが、体調が心配なので、人事課（または、健康管理部署）へ相談して、どこの病院へ行けばよいのか、今後どうしたらよいのか、相談してみよう。私から、人事課（または、健康管理部署）へ事情を話しておくから。」

　職員が、仕事のせいで体調が悪くなった、精神疾患、精神科というようなことを言っても、それに応えないで、「まずは人事課（または、健康管理部署）へ相談しよう」と話して、人事課（または、健康管理部署）へ一報を入れて、職員を必ず連れて行くことがたいせつです。

## Q15 窓口対応（接客）で理不尽な要求を言われた場合、どう対応したらよいでしょうか？

### 理不尽な要求には「ノー」と言う

　役所の窓口には、さまざまな住民がいろいろな用件で訪れます。今自分が困っていること、悩んでいることの解決のための情報提供を求めてくる人、相談に来る人も多いことでしょう。そういう相談に対して、真摯に対応している職員の人を見ると本当に頭が下がります。

　しかし、寄せられる相談の内容や、来所者が求めているサービスが、対応できる範囲を大きく超えてしまっている場合もあります。こういう場合は、住民（顧客）からすると問題解決ができるのではないかという期待が大きければ大きいほど、対応できないことを知ると、それに比例して来所者の失望は大きくなります。そうなると、自分の怒りを窓口で対応した職員に向けたくなってしまう、また、期待していたとおりにな

## 第2章　クレームに対応する職員の変調シグナルをキャッチしよう

らないことで混乱し不安な状態に陥り、自分の言うとおりにしてもらわなければ動かないなどの無理難題を押し付ける、担当者のせいだと個人への攻撃を始めるなどということが起こります。一度そうなると、感情の整理がつき理性的な対応ができるようになるまで、長い時間がかかってしまいます。

　もちろん、来所者の要望を聞いてすべて満足するようにできれば、全ての来所者は満足して帰るわけですが、ルールに従って適正にサービスを提供しなければなりません。なんでも期待どおりに提供できるわけもなく、時には「制約があって実現できない」「こちらで対応できる案件ではない」と断らざるを得ない状況も発生します。この窓口の対応で提供できる内容と来所者の期待のギャップが生じると、場合によっては、来所者が理不尽なことを要求し問題になることがあります。

　理不尽な要求に対応をしなければならない状況が続くと、当然ですが、対応する職員は気をつかい、心身に疲労がたまります。こういった疲労の蓄積は重い負担となり、健康に影響を与えかねません。可能な限り対応する職員が負担にならないようにするには、どのようなことに気を付ければよいか、考えてみたいと思います。

　まず、最初におすすめしたいのは、姿勢を正すことです。人の身体は正直で、無理難題や理不尽なことを言われてしまうと、そのショックで息が浅くなり、身体は硬くなります。見た目は首から下がこわばって肩が持ち上がり、表情が固まった状態です。そして、その様子は相手にも間違いなく伝わっています。また、対応できない申し訳なさから下を向いてしまいがちですが、困っている様子を見ると、相手の方は自分の言葉の効果を感じて、自分の要求を満たすためにさらに要求を重ねてくることがあります。そんな時こそ、まずは、ひとつ息を吐いて、肩を引き下げ、顔を上げてまっすぐに相手を見るようにしましょう。

　そして、すぐには言い返さずに、まずは相手の要求を聞くことをおす

すめします。その時、相手が何を求めているのかを確認します。困っていることがどんなことなのか、今後どうしたいと思っているのか、何を理解して、何を理解していないのか、要求が満たされなかったら、どんなことが起こると思っているのか、を冷静に聞き出します。理不尽だと思うことでも、聞くことが大切です。ここで「なんて理不尽なんだろう！」とか「そんな言い方しなくても！」というように、自分の感情も揺れ動きますが、自分の感情に振り回されてはいけません。そこで、「そんな要求は飲めません！」ということもできますが、それでは、対話は終わってしまいます。理不尽だという判断は来所者の話を全部聞いてみないと正しいかどうか確認はできません。

　我慢をして、話をよく聞いていくと、来所者の本当の要求が見えてきます。そうなったら、具体的に対応が可能なことなのか、対応不可能なのか、を判断して、出来ることと出来ないことをはっきりと伝えます。

　ここでも伝える時の姿勢がとても大切です。前述した姿勢を崩さずに、さらに伝えるときの声のトーンは低く抑えて、ゆっくり、はっきり言葉を伝えるようにしてください。人は伝えた言葉よりも伝えるときの態度に反応するものです。堂々と伝えることで、「この人の言っていることは容易には覆らないかもしれない」という印象を与えることができます。どんな伝え方をするか、具体的な言葉づかいにもちょっとした工夫が必要です。「ご期待にそえず、申し訳ないと思っていますが、そのことは法律上できないと決められているのです」「お困りだということは十分承知しているのですが、例外を認めることはできません」といったように相手の感情に配慮しながらも、自分の立ち位置をしっかり守って伝えます。

　そして、最終的に窓口としてできることの選択肢を示します。ただ、感情的になっている人は、一切受け止めたくないという感情になりがちです。選択肢の全てを拒否したとしても、また、当方の事情を理解して

もらえなかったとしても、相手の感情に巻き込まれずに、「それでは十分にお考えいただいてまたおいでください」「こちらの窓口に何度お越しいただいても対応できないことをご理解ください」と、話を打ち切るようにすることも大切です。

## 上司のねぎらいの言葉が部下を救う

　以上、対応のポイントを述べてきましたが、これよりも窓口担当者のストレスを減らすことがあります。担当者が対応した結果、仮に問題が解決してもしなくても、上司が担当者に対して難しい窓口対応をよくやってくれたとねぎらってあげることです。誰もが、難しい案件に対応したときには、これでいいのかと、不安の中で窓口対応をしています。逃げ出したい気持ちの中、役割を十分果たすために頑張っているのです。うまくいくこともうまくいかないことも、それはそれとして受け止めながら、対応したことを「頑張ったね」「お疲れ様」とねぎらい、声をかけてあげてください。そうすることで、窓口対応のストレスが軽減されることになります。大変だった気持ちを聞いてあげることもその張りつめた気持ちを緩める効果があります。対応がうまくいかなかった時は、ねぎらった後で、対応した部下の相談にのってあげることです。

　理不尽な要求は、いつやってくるかわかりません。対応しなければならないのであれば、こじれない対応の仕方をこころがけ、職員間でサポートしながらストレスを上手にコントロールすることで心身への影響を少なくするようにしてください。

## Q16 窓口対応(接客)で、急に顧客が怒り出したときにどう対応したらよいでしょうか?

## 怒り出した相手に必要以上におびえない

　ここで心がけることは、怒りにさらされることによる心身のダメージから職員自身の身を守ること、それから、その場を落ち着かせることです。

　窓口で激しい怒りにさらされたらどうでしょう。多くの人は、身をすくめて言われるままになる、または、言われたことに黙っていないで、同じように攻撃するか、どちらかの反応になるのではないでしょうか。こんな対応で嵐が去ればいいのですが、ますます怒りを増幅させてしまうということもあるのではないかと思います。そうなると、窓口担当者は無力感を感じ、自分を責め、心身ともに疲弊してしまいます。

　そんなときに、まず大切なことはおびえないということです。顔をしっかりあげて、相手の顔をしっかり見ます。そして、はっきりとした声を出して、対等な存在としてそこに存在し、対応しているのだという印象を相手に与えてください。

　次のステップとしては、相手の感情に共感して聞いていることを伝えます。怒っているという気持ちを受け止めない限り、相手の怒りを収めることができないのです。「こちらの判断がご期待に沿えず、ご不満に思っていらっしゃるということは承知しています」「言い方が悪く、ご気分を害してしまったことを申し訳なく思っています」「お待たせしたことについて説明がなく、お困りなんですね」と相手に伝えましょう。

　このように、相手が困っていることが、何に原因があるのかを相手に伝えるのです。そうすることで、怒りは相手のものであることが明確になり、自分が怒りに振り回されている状況から一歩抜け出すことができます。怒りでもって誰かを攻撃する場合、自分が怒っている原因を相手

に理解してほしいからなのです。

　そして、落ち着いて、論点をずらさないように注意しながら伝えなければならないことを繰り返し伝えます。怒っている人は興奮していますので、あちこちに論点が飛んでしまいます。落ち着いた態度と声で、静かに何度も繰り返すと、いつか怒りもトーンダウンして落ち着いてきます。「お怒りなのはわかりますが、この窓口では対応できないのです」「お急ぎなのは承知していますが、来週まで回答を待ってください」「お困りかと思うのですが、今検討中なのです」などと話し、言うべきことをそらさず繰り返します。くれぐれも相手の挑発にのって「そんな言い方をしなくても」とか「聞いてくれなければ知りません」など相手を責めるような発言はしないようにしてください。

### 怒り出す相手を想定して対応の練習を

　ここで書いたように、実際に窓口で対応するのはとても難しいものです。できれば、ふだんから窓口で怒り出す人がいる場面を想定して、練習をすることをおすすめします。ここで書いた対応方法はアサーティブ（アサーション）の考え方をもとにしています。アサーティブとは「自分も相手も尊重するコミュニケーション」のことです。怒りなど相手の感情に振り回されるだけでなく、伝えたいことを伝わるように伝えるスキルでもあります。窓口の対応のみならず、コミュニケーションが苦手と感じる人がいたら、学んでみたらいかがでしょうか。

### Q17 住民（顧客）が特定の職員を相手に執拗にクレームを言いにくる場合どう対応したらよいでしょうか？

#### 不当なクレーマーから部下を守る

　Q16で怒りへの対応について述べましたが、それがエスカレートし、

個人攻撃に発展してしまった場合について述べたいと思います。

　クレームを言ってくるという行為自体は、本来であれば何の問題もない行為です。自治体も住民の方からのクレームをヒントにより満足がいくものに変えていくことができます。クレームはある意味ありがたい情報でもあるのです。

　しかし、クレームを自分の要求を通すための道具のように考える人がいるのも確かです。要求が通るまで執拗に言い続け、対応しないことに批判を繰り返すような人が増えてきているという話もあります。

　実際に特定の職員に対して執拗にクレームを言ってくるようになったのであれば、もうそれは通常のクレーム対応の範疇では対応が難しいと判断したほうがよいと思います。そして、どのような理由や経緯があったにせよ、職員を守ることができるのは、職場、そして、管理職しかないということをしっかり認識してほしいと思います。

　一度このように個人に対して執拗にクレームを言うことが始まってしまった場合、職員の対応を今から過去にさかのぼって訂正することはできないのですから、その原因を探して職員を責めることはあまり意味がありません。

　まずは、そうなるに至った経緯について、しっかりと確認することが必要です。対応について問題があったのかなかったのか、なぜその人はクレームを特定の職員に言い続けているのか、その職員自身の考えを聞きます。できたら、そういった状況になったことについての気持ちを聞くこともよいと思います。そして、それを受け止めてあげることが大切です。

　そのヒアリングの中で、職員自身が現実に困っていることについてもしっかりと聞いてください。例えば「対応する時間が長くなって他の業務ができなくなって困る」のか「人格攻撃をされてつらい」のか「その人の顔を見るだけで恐怖心を感じてしまっている」のかを、管理職が丁

第２章　クレームに対応する職員の変調シグナルをキャッチしよう

寧に聞いてあげることが大事です。職員のことを責めずに、正直に話してもらうように聞くことに専念してください。管理職が直接聞くのが難しければ、職場のことをよくわかっているカウンセラー（健康管理担当者）などに聞いてもらってもいいかもしれません。人はこのような個人攻撃を受けると、大きなストレスを感じるものです。自分の気持ちを否定されずに聞いてもらうだけでも、楽になります。

　職員からの情報が集まったところで、職員の対応に明らかになんらかの問題になる行動があれば、人事課に報告するなど職場のルールに則った対応をすることも考えなければなりませんが、今窓口で困っていることを困らないように解決する方法を考えることも重要なのです。

　住民から個人攻撃を受けている場合、その職員がクレーム対応を続けるのは望ましくないでしょう。なぜなら、職員の個人的な要素に反応してクレームを言い続けている可能性が高いからです。それは何も対応の内容だけではありません。職員の見た目、声、話し方、雰囲気、そういったものにも反応していることも考えられるのです。

　次に、住民からその職員を名指しでクレームが来た場合、管理職が「その職員は対応することができない」とはっきり告げてください。窓口の外から目につくところに席があるような場合は、一時的にでも、目につかないところに席を移動してください。なぜ対応できなくなったのか質問があっても、それに本当のことを返答する必要はありません。業務の都合でそうなったと言えば十分です。そして、来庁の目的を尋ね、クレームだとしたら、それについて通常の対応をしてください。この場合の対応者は管理職が望ましいのですが、クレームを言ってくる人の目的をあらかじめ推測して対応にふさわしいと考えられる他の職員でもいいかもしれません。そして、できれば「言った」「言わない」という水かけ論になることを避けるためにも、２名で対応したほうがいいでしょう。

もし、職員に対して恋愛感情を持っているような素振りがあったり、個人的に怒りを感じていたりするような場合には、職員の身の安全も守る必要があります。必要だと思われる期間、１人で帰宅することがないように、家族に同行を依頼する、１人暮らしの場合は、ほかの職員が同行するなども考えたほうがいいでしょう。

　個人的な攻撃にさらされるような経験をすると、ほとんどの場合、大きな恐怖を感じます。自分に落ち度があれば、それを気に病むこともあるでしょう。その出来事がきっかけで、心と体の健康を崩す危険性も大いにあります。カウンセラー（または、健康管理担当者）などによるカウンセリングを受ける機会を用意するなど配慮するとともに、管理職は外部からの攻撃には対応するので、安心してほしいと伝えることも大切です。

# 第3章

## 職場でメンタル疾患を未然に防ぐためには

第3章　職場でメンタル疾患を未然に防ぐためには

## 部下のメンタル疾患の予防法

　日常の仕事では、顧客の要望に応えたり、関係部署と調整するなどストレスを強く感じることが多いと思われます。ここでは、そういう業務の中で、部下がメンタル疾患（精神疾患）にならないように、管理職が気を付けることや知っておくことを記します。

### Q18　メンタルヘルス不調の部下を出さないために、ふだんから気を付けることはどういうことでしょうか？

### ストレスに強い職場環境を整備

　職場のメンタルヘルス対策は、大きく2つの方法に分類できます。

　職員個人がストレスに打たれ強い性質を身につける方法と、ストレスの原因となる職場環境を整える方法です。両者ともに重要ではありますが、個人を対象とした方法では、その効果が一時的・限定的になりやすいのに対し、組織を対象とした方法では、より永続的な改善に結びつきやすく、その効果が大きいことが指摘されています。

　組織を対象としてメンタルヘルス対策を行う利点は、個人のストレス反応の改善にとどまりません。ストレスは職員個人に精神的・身体的な疾患をもたらすのみならず、組織全体の生産性やパフォーマンスに悪影響を及ぼす重要な問題でもあるからです。

　職場環境改善とは、メンタルヘルス不調を発生させる要因を職場から取り除くことであり、職場のレイアウト、作業方法、コミュニケーション、勤務形態などについての問題点を把握し、さまざまな観点から改善を行うものです。「職場環境改善のためのヒント集」は、職場において職員の参加のもとにストレスを減らし、心の健康を増進するための職場

環境などの改善方法を提案するために平成16年に厚生労働科学研究費補助金事業として作成されたツールです。このチェックリストは、現場ですぐに既存の資源を活用しながら低コストで改善できる優先対策をチェックできるという大きな特徴があります。（図表5参照）

メンタルヘルス対策は役所の上級管理職が理解し、職場の管理者がその取り組みをしっかり行ってはじめてうまくいきます。そのため、管理職の教育や研修は大切なことの1つです。

**図表5　職場環境改善のためのヒント集の項目**

| 6つの領域 | アクション項目の抜粋 |
| --- | --- |
| 作業計画の参加と情報の共有 | 少人数単位の裁量範囲を増やす、過大な作業量の見直し、各自の分担作業を達成感あるものにする、正しい情報の共有 |
| 勤務時間と作業編成 | 労働時間の目標値を定め残業の恒常化をなくす、繁忙期の作業方法を改善、休暇を十分取れるようにする |
| 円滑な作業手順 | 作業場のレイアウト、作業の指示や表示内容をわかりやすいものに反復・単調作業を改善、作業ミス防止策 |
| 作業場環境 | 温熱・音・視環境を快適化、衛生設備と休養設備の改善、緊急時対応の手順改善 |
| 職場内の相互支援 | 上司に相談しやすい環境を作る、作業グループ単位で定期的な会合を持つ、チームワーク作り、仕事に対する適切な評価、職場間の相互支援 |
| 安心できる職場のしくみ | セルフケア研修、昇進機会の公平化、相談窓口の設置、職場の将来計画や見通しを周知 |

出典：平成16年度厚生労働科学研究費補助金事業「職場環境などの改善方法とその支援方策に関する研究」

第 3 章　職場でメンタル疾患を未然に防ぐためには

　職場の管理者は部下に対して仕事上のストレスの一部を軽減するとともに、さまざまな支援を行うことを通して緩衝要因を強化し部下のストレス軽減に寄与するという役割を担います。厚生労働省による「職場における心の健康づくり〜労働者の心の健康の保持促進のための指針〜」では労働者自身による「セルフケア」と並んで、各職場で管理者による「ラインによるケア」を推進することが求められています。

## コミュニケーションの重要性

　職場の最大のストレス源は人間関係とよく言われます。自分は職員と、また職員同士の人間関係はうまくいっているでしょうか。

　人間関係だけでなく指揮命令系統の不明瞭さ、頻繁に変わる組織形態などが大きなストレス要因となっている場合もありますので、現状を多面的に評価し把握することが必要です。

　職場での人間関係を心地よいものにするためには、ふだんからコミュニケーションをとっておくことが大切です。また、部下のふだんの言動を知っているとメンタルヘルス不調をきたしそうな前兆を察知することも可能です。

　職員のふだんの言動を知らないと、ちょっと様子がおかしい、気になるといった微妙な変化に気付くことが出来ません。何時頃に出勤するのか、昼食はどうしているのか、今はどんな仕事をしているのか、仕事のスタイル、仕事に対してどういう思いがあるのかなど、部下に興味をもって接していると小さな変化に気付くことができ、休みを取らせたり業務量を減らしたりと、部下が本当にメンタルヘルス不調になってしまう前に対策を講じることができます。

　また、職員は、自分の本当の精神状態のことは上司になかなか言わないものです。基本的に、部下からは言ってこないことを前提に、部下とコミュニケーションをとる必要があります。

面談する時間がとれなくてもエレベーターやトイレ、廊下で会ったときなどに声を掛けてみる方法があります。「大丈夫か？」という問いかけに対しては「大丈夫じゃないです」と答える部下はいませんので、「大丈夫か？」という声掛けだけでは意味がありません。メンタルヘルス不調は、ふだんの行動でできたことができなくなることで、サインとして観察することができます。「最近、残業しがちだけど、体調はどうかな？」「最近、休んでいるが、体調はどうかな？」などと、具体的に聞くと効果があります。いつもの言動と違うと感じたら、ちょっと声掛けをしてみて、時間をとって話した方がよさそうと判断したら、後日改めて面談を設定することをお勧めします。

　職場環境の改善、ふだんからのコミュニケーションの他にも気を付けるべきことがあります。メンタルヘルス不調と密接な関係があるという睡眠時間を確保するための時間外労働の管理です。最低でも睡眠6時間を確保するためには、時間外労働を月80時間以内に抑えなくてはいけません。タイムカードのチェックだけでなく、サービス残業などをしていないかも見極める必要があります。

## Q19 仕事上利害が対立する案件を調整しなければならず、それだけでストレスがたまりますが、どうしたら病気にならないよう予防できるでしょうか？

### ストレスと利害対立の調整

　利害が対立する案件の調整をすることは、たいへん神経を使います。対立する関係の間に立つということは、双方の感情的な対立にも巻き込まれるということでもあり、どちらに何と言ったらいいのか、言うべきか、大変なストレスになると思います。また、どういう方向に問題を解決すればいいか悩むところでもあるでしょう。ストレスというのは、自

第3章　職場でメンタル疾患を未然に防ぐためには

分のコントロール下にないと思うと、その影響力が増大します。対立する当事者の間でこの先どんなことが起こるか見当もつかず、オールを失った船のような状態が、もっとも精神的なストレスを感じる状況なのです。

　病気にならないためにという視点から、ここでは利害対立が起こった場合の問題解決の方法をいくつか紹介します。つまり、大変な状況を泳ぎ切るためのオールをお渡しします。行き詰まった交渉事も、いくらかでも解決の光が見えれば、利害対立の間に入ったとしても感じるストレスはぐっと軽減します。対応の参考にしていただければと思います。

　往々にして交渉が行き詰まっているケースというのは、当事者間で直接の対話が不十分で、双方のニーズが共有されておらず、信頼感がない状況になっています。こういった状況を直接対話可能な、双方のニーズが共有された、お互いに信頼感を持てる関係に調整することができる状況に変えて行くことが理想です。このように、うまくは行かない場合も多いかもしれませんが、ここを目標において案件を見ると、どう行動すればいいか方向性が見えてきます。

　一緒に考えるために事例を使って説明したいと思います。

> 【事例】小学校の建設のための工事が行われている現場にトラックが頻繁に出入りしているとします。現場近くの住民のAさんが現場に出入りするトラックの運転が乱暴で危険だ！と役所に怒鳴りこんできました。現場にも何度も訴えたけれど全く話を聞かないため、工事を中止しろと言って譲りません。工事の現場監督B氏に話を聞くと、何度か注意を受けたので、トラックの運転手には気を付けるように注意しているが、満足せず工事をやめろと毎日のように言ってくるので、ほとほと困っているとのことでした。あなたが、間に

> 入る役所の担当者なら、どう対応しますか？

　最初に、間に入る人は、今回の対立している案件の問題の立脚点を明らかにします。立脚点とは対立の争点のことで、事例でいうと、Ａさんの立脚点は「工事を中止しろ」で、Ｂ氏もしくは行政としては「工事の中止はできない」ということになります。
　そして、さらにその立脚点に付随する潜在的なニーズを確認します。これは立脚点を主張する心理的なニーズのことです。例えば、Ａさんの場合「小さい子が家にいて、トラックが家の前を頻繁に通るようになって不安に思っている」のかもしれませんし、「トラックの運転で家に振動が伝わり落ち着かない」のかもしれません。現場監督のＢ氏が、工事が中止できない理由としては「工期どおりに工事を進めないと従業員に給料が払えない」「トラックで材料を運ばないと工事ができない」というようなものがあるでしょう。これをしっかりと確認します。
　この確認ができたら対立している点の再焦点化をします。双方の最優先のニーズ（Ａさんは「子どもが危険だと不安にならないこと」、Ｂ氏は「工期通りに工事を進めること」）を伝え、双方の潜在ニーズを満たすためにはどんな方策があるか、という視点から質問や検討をします。Ａさんでいえば「危険だと不安にならない状況」を質問します。例えば「子どもが幼稚園のバスを利用するときに危険にならないようにしてほしい」、であるとか「うちも含めて住宅街を通るときは時速を10キロぐらいまで落としてほしい」など実現可能と思われる具体的なレベルまで、質問して確認するようにします。同様に、Ｂ氏に対しても「別のルートを通ることは可能なのか」であるとか「現場に搬入する日時を限定することができるか」「運転手にスピード上限を伝えて守らせることが可能か」など質問をして工期を守りながらも譲歩できるポイントを確認しま

す。
　そこまで確認することができたら、双方が出してきた譲歩できるポイントを伝えます。それで合意に達したら、どのような行動を具体的に取るのか書面化してもいいでしょう。合意に至らない場合は、潜在ニーズの掘り下げが足りない場合もあります。その場合はその地点に戻って確認をし直してもいいでしょう。ただ、Ａさんが強硬に工事の中止を主張して譲らない場合もあるかもしれません。そうなった場合には、もはやＡさんと現場監督のＢ氏との間の問題ではなく、小学校建設という自治体の事業の適切な運営という別の枠組みの話になり、枠組みを変えて新たな交渉をすることになります。

## 対立を解決する「ミディエーション」

　日本人は、このようなもめごとを「主張が対立している」とはとらえず、「人間関係がこじれて秩序が乱れている」というように受け止める傾向があるといわれています。革新的な考えを持った誰かを評するときに、「あの人は革新的だ」と表現することが多いように、意見や主張と個人を、明確に分離せずに同一ととらえることが多いことから、人格対人格の対立のように思い込んで解決がとても難しいもののように思い込んでいるのかもしれません。第三者が双方のニーズを明らかにしてお互いの交渉を円滑に進めるスキルを「ミディエーション」と言います。対立する当事者間の調整には大変役立つスキルですので、学ばれることをお勧めします。
　冒頭にも申しましたように、物事が自分のコントロール下にないと思うと、ストレスを強く感じるものです。交渉を促進するための視点とやり方を身に着ける「ミディエーション」は、ストレスを軽減し、かつ、業務にも貢献するスキルだと思います。

言語的コミュニケーションと非言語的コミュニケーション

## Q20 最近は、メールでのやり取りが多く、隣の人とも直接話さず、メールで会話している感じですが、この状態はメンタルヘルス上好ましい状況なのでしょうか?

## 言語的コミュニケーションと非言語的コミュニケーション

　上司や同僚とのやり取りはメールを使うことが多く、隣にいる職員とも直接話さず、メールで会話している状況は、メンタルヘルス上、好ましいとはいえない状況と考えられます。確かに、メールを使ってやり取りすることは便利なことですが、コミュニケーション上、大きな落とし穴があることは自覚しておいた方がよいと思います。人と人とのやりとりは、「コミュニケーション」と表現されることが多いですが、大きく分けると言葉を介したコミュニケーション（言語的コミュニケーション）と言葉を介さないコミュニケーション（非言語的コミュニケーション）があります。意外と思われるかもしれませんが、人と人とのやりとりにおいて、言葉を介したコミュニケーションは3割程度で、それ以外の情報は、目線、身振り、姿勢、声色などから得ているとされています。有名な実験で、「笑った顔をして、明るい声で相手を叱る」「暗い顔をして、暗い声色で相手をほめる」などという非言語的コミュニケーションと言語的コミュニケーションが相反するメッセージを相手に送ったところ、相手は言葉の内容ではなく、顔色や声の調子という非言語的メッセージの方を強く受け取って、「笑った顔をして、明るい声で相手を叱る」場合は、「笑う＞叱る」と受け止めて、相手は反省しない、「暗い顔をして、暗い声色で相手をほめる」場合は、「暗い＞ほめる」と受け止めて、相手は嬉しく感じなかったそうです。ですから、メールだけでのやりとりでは、言葉のみでのコミュニケーションとなるため、事実をやり取りする場合は役に立つでしょうが、相手の気持ちや体調まで深く相手を理解することにはなりません。

第3章　職場でメンタル疾患を未然に防ぐためには

　コミュニケーションの定義には、いろいろありますが、コミュニケーションを人同士が行う場合には、視覚的なメッセージ（顔の表情、顔色など）、聴覚的メッセージ（話している言葉、声色、声の調子、リズムなど）、触運動感的メッセージ（身振り、手振りなど）の3つの要素が大事と言われています。メールでは、視覚的なメッセージだけであり、そういう意味では、コミュニケーションとして不完全なものであることは、否めません。ですから、メールで議論をすると、言葉の微妙なニュアンスが伝わらず、議論がかみ合わなくなることもよくあります。また、メールで微妙なニュアンスが相手に伝わらないために、メールに記載されているメッセージを誤解して、人間関係をギクシャクさせる危険性も多いです。

　人との会話は、こちらが発したメッセージを相手がどのように受け止めているか、を相手から発するメッセージで確認しながら、言葉や言い方を選んで、次にこちらから発するメッセージを選択しています。仕事が忙しいと、なかなか、相手と直接顔を合わせてリアルに話し合う時間をとることは難しいかもしれませんが、月に1～2回程度でも構わないので、相手と直接話す機会をつくるようにしましょう。

## 雑談もコミュニケーションに有効な手段

　メンタルヘルスの問題は、職場での人間関係にまつわることが多いですから、単に、事実だけをメールでやり取りしていると、職員同士の感情的な交流がなおざりになり、職場全体が事務的な対応に終始し、いざ職員が困ったときに、相談する相手を見つける気にならない、または、上司に相談する気にもならなくなり、メンタルヘルス不調の早期発見が難しくなり、危険です。健全な職場では、ちょっとした雑談が、相手と顔を合わせてできるものです。職員がパソコンの画面ばかり見て、隣の職員に声もかけない状態は、メンタルヘルス上、イエローカードと言わ

ざるを得ません。
　人とリアルに話すということは、著者自身、とても大切なことだと感じています。それは、もともと心配性の方にとっては、人とリアルに顔を合わせて声に出す行動そのものが、余計な心配や不安を軽減する働きがあると考えているからです。自分が、たまたま感じた心配や不安を、相手にリアルに話すことができると、相手から言語的・非言語的メッセージで打ち消してくれるので、心配性の方は健康的にいられるのですが、これが、リアルに人と話せない状況にいると、余計な心配や不安を、いつまでも抱え込むことになるので、メンタルヘルス上、不安定になりやすいのではないか、と心配しています。そういう意味でも、人と顔を合わせて話すことは、とても大事なことだと感じています。
　また、米国国立職業安全保健研究所（NIOSH）による職業性ストレスモデルによると、仕事やそれ以外によるストレスを和らげる要因（緩衝要因）として、社会的支援が重要であるとされています。社会的支援とは、実際に問題解決を支援する体制があるということのほか、自分が組織の中で大切にされている、という心理的な安心感も含まれるとされています。
　言語及び非言語のコミュニケーションを含む対面型のコミュニケーションは、たとえ挨拶程度であっても心理的な安心感を醸成し、社会的支援のきっかけとなり得ます。まずは、挨拶程度からでもコミュニケーションをとることをお勧めします。

## Q21 会議や打ち合わせが多く、管理職が職場にいる時間が少ないのですが、そういう場合、メンタルヘルス上、気を付けることはありますか？

### 「精神支援」「内省支援」「業務支援」とは

　最新の研究によると、人が組織内で働いているとき、「精神支援」「内省支援」「業務支援」の３つを受けているとされています。「精神支援」とは「他者から与えられる精神的安息に関する支援」、「内省支援」とは「振り返る機会や気付きを促すような客観的な意見提供」、また「業務支援」は「業務を遂行していく上で直接的に関係してくる助言など」のことですが、興味深いことに、これらのうち「業務支援」は同僚からしか得られない一方で、「精神支援」「内省支援」は上司によってしか与えられないことがわかってきました。

　横のコミュニケーションは大変重要ですが、もし、メンタルヘルス不調などの疑いがある場合は、それぞれの役でしか果たし得ない支えがあることを理解し、上司は部下の職員が相談できるように時間をつくる努力をするようにしてください。

　著者は多くの職場でメンタルヘルスの相談にのってきましたが、メンタルヘルス問題が生じやすい、もしくは、メンタルヘルス不調の職員が重症になるまで上司や人事担当者、健康管理担当者が見つけられなかった職場は、ほとんど、職場を管理する上司が不在がちな職場でした。メンタルヘルス不調の職員がいた場合、その職場に、いくら親しい同僚がいても、その同僚から、メンタルヘルス不調の職員に対して、「体調が悪そうだから、上司に相談したら」と実際に話すことは、なかなか難しいことです。上司は、役割として、職員の安全衛生を守る義務がありますから、上司から、メンタルヘルス不調の職員に対して、声をかけることは、言われる職員も不自然には感じません。そういう意味では、上司

の存在は、メンタルヘルス上、大切な存在なのです。

## 管理職を補佐する職員の存在

　どうしても、上司が仕事の性質上、不在がちで、職員の面倒をみようにも時間がない場合は、上司の代理として、職員の安全衛生に関して対応できる者を設置することが重要になります。

　職場によっては仕事の性質上、職員1人を、上司のいない別の職場に置いて作業をしてもらう場合もあるでしょう。Aさんだけ、B職場の職員なのに、周りは別のC職場の職員というケースが、それに当たります。その場合は、Aさんの日頃の体調や言動を実質的にみる、B職場の上司はいないわけですから、B職場の上司は、Aさんの体調については、AさんがいるC職場の上司に依頼して、メンタルヘルス不調の際には、C職場の上司から、Aさんに声をかけて対応してもらうようお願いするしかありません。その場合は、人事担当者も協力して対応する必要があります。職員が仕事をしている現場の近くに、実質的な管理者を置くことは重要な点であることは、管理職並びに人事担当者の方に、是非理解していただきたいと思います。

　そのほかにも、上司に、職員の仕事の進捗状況だけでなく体調や言動についても気になることがあれば、報告するリーダー的存在の職員も必要です。メンタルヘルス不調の職員と上司の年齢差が大きい場合、なかなか年下の職員から年配の上司へ相談することは、相談する年下の職員にとっては勇気が要るものです。その時に、間に入って、潤滑油的な役割をしてくれるリーダー的存在の職員がいることは、メンタルヘルス上、貴重な存在です。このようなリーダー的職員がいる場合は、多少、上司が不在でも、そんなに大きな問題にならずに、早くメンタルヘルス不調の職員への対応ができます。しかし、昨今は人員削減の傾向があり、職員一人ひとりに余裕がなくなってきていますので、このようなリーダー

的存在で、職員間の潤滑油になる人は少なくなっているのが現状です。ですから、余計に、上司は自らが不在がちで、職員の体調や言動、人間関係に目が行き届かないと思った場合は、上司の代理として補佐する職員を設置する必要があります。

　上司を補佐する職員をどうしても設置することができない場合は、月１回程度、オフサイト・ミーティングといって、職員で希望するものだけを募って、一緒に、お茶を飲みながら雑談する時間をあえて作り、上司と部下との交流をする時間をとる方法もあります。また、職員に、月報などをつけてもらって上司へ提出させ、仕事の進捗状況だけでなく、職員自身が感じたことや体調面についても記入してもらい、それを基に、職員と上司が直接会って、話し合う時間を10分程度でも作る方法もあります。他には、年に２〜３回、職員と一緒に昼食をとりながら、上司が部下と親睦を図るという方法もあります。この時には、くれぐれも仕事の話はしないで、上司は心がけて、仕事以外の自分の趣味などを話すことが大事になります。

## Q22 業務の関係で、一時的に時間外労働時間数が増えるのですが、その場合に、職員の管理で気を付けることがありますか？

## 時間外労働とメンタルヘルス不調の関係

　時間外労働が一時的に増える場合の注意点をいくつか挙げます。

### （１）心身の疲労回復のための睡眠時間の確保

　睡眠時間が減るとメンタルヘルス不調をきたしやすくなります。平日最低でも６時間の睡眠は確保したいところです。睡眠不足になると疲労から回復しきれずに注意力が散漫になり集中力が低下し、仕事の効率も上がりません。作業の優先順位をつける、手順を見直し効率化を図るなどは当然のことですが、睡眠不足により本来の力を発揮できずはかどら

ないという事態を防ぐ必要があります。

　心身が疲れ切ってしまってからでは、回復に時間がかかります。毎日十分な睡眠時間の確保が難しいようであれば、せめて3日間で睡眠の収支を合わせられるように週の半ばに早めに帰宅する日を設けるなどの対策が勧められます。また、ふだんからだらだらとではなくメリハリをつけて仕事をするように徹底するなど、労働の生産性、効率性を上げることを意識しておくことも必要です。

　時間外労働の増加が一時的だけでしたら、休日はしばらく余暇などに費やすのを控えてもらい平日の睡眠不足を補うためにゆっくりと休むように指導する必要があります。

### （2）遠距離通勤者への配慮

　「脳と心臓疾患の認定基準に関する専門検討会報告書」に記載されている睡眠時間と時間外労働時間の算出には、総務省の社会生活基本調査とNHK放送文化研究所の国民生活時間調査によって出された日本人の1日の平均的な生活時間が使われています。睡眠時間が7.5時間、6時間、5時間となるのに相当する月単位の時間外労働時間はそれぞれ45時間、80時間、100時間と示されています。しかし、ここで使われている平均通勤時間は往復1時間です。都市部では、通勤に時間がかかる労働者が多く往復2時間、3時間ということも珍しくありません。職場で片道1時間以上かけて通勤している同僚、職員もかなりの数いると思われます。片道1時間かかる職員の場合、睡眠を6時間確保しようとすると時間外労働できるのは1日3時間程度であり、1か月当たり65時間程度となります。片道1時間半かかる職員は、1日2時間程度、1か月当たり43時間程度の時間外労働にしないと睡眠時間が6時間確保できなくなります。片道2時間通勤にかかるようだと、時間外労働できるのは1日1時間程度になってしまいます。

　通勤時間によって時間外労働できる長さが変わってくるため配慮しな

くてはいけません。ただし、これによって仕事量の不公平さが出てきてしまい問題になるようでしたら、そちらの対応も必要になってきます。

通勤時間と健康影響との関連性について検討された調査では、遠距離通勤になるにつれて体調では良好と答えた割合が減少し、疲れやすい・身体の異常で悩んでいる人が増加していました。また、ストレスがやや強い生活と感じている割合も増加し、心豊かにゆったりと生活できていると答えた割合は減少していました。通勤時間が1時間半を超えてくると身体的にも精神的にも疲労の度合いが強いことが示唆されています。

### （3）メンタルヘルス不調者を早く見つけて対処する

いろいろな配慮をしていてもメンタルヘルス不調者が出てしまうものです。ふだんから職員、同僚とのコミュニケーションをとるように心がけ、いつもとは違う言動の小さな変化を察知することが早期発見につながります。

①出退勤、②身だしなみ・動作、③行動、④ケアレスミス、⑤体調、⑥人間関係、⑦感情という7つの視点で、職員の言動を観察することをお勧めします。

メンタルヘルス不調をきたすと、遅刻や欠勤がみられるようになりますが、ここでは休む回数よりも取り方に着目する必要があるということです。体調が悪そうな予兆がなかったのに、休日明けの朝に、急に電子メールで「今日休ませてください」と、連絡が毎月1〜2回あったら、その職員と面談する必要があります。

また、ふだんひげを伸ばしていない男性職員が、最近、ひげを剃っていなかったり、ふだん丁寧にお化粧している女性職員が薄化粧だけで出勤したりしてきたら、「億劫さ」が生じているかもしれないので注意しなくてはいけません。

ケアレスミスが増えたり、大事な書類の置き場所を忘れてしまったりして、記憶が曖昧になっている状態も、メンタルヘルス不調の危険信号

と捉えることができます。その人らしからぬ攻撃的な言動が見えてきたり、電話によるやり取りで声を荒げたり、メールでの返信で厳しい口調になったりした場合には、メンタルヘルス不調のサインとして対処が必要になってきます。

「さすがにおかしい」ではなく「何かがちょっとおかしい」という感覚を大切に早期発見して、大事に至らないようにしていかなくてはいけません。

繁忙期になってからの対策ではなく、ふだんから職場を皆がより働きやすい環境にしておく必要があります。また厚生労働省の「労働者の心の保持増進のための指針」にも示されているように、職員にセルフケアの一環としてストレスに気付き、それに対処するための知識を身に付けてもらう、ラインケアも日常的に行われるようなシステムにしておくなどのメンタルヘルス対策が重要になってきます。

## Q23 最近、職場で同僚に対して攻撃的な言動を繰り返している職員に対して、どう対応したらよいのでしょうか？

### 攻撃的な言動がでてきたら要注意

いつも大人しい職員が、ある時期から、同僚などに対して攻撃的な言動を行うようになり、周囲の職員が驚いて、どう対応したらよいのか慌ててしまうことがあります。

なぜ、メンタルヘルス不調になると、攻撃的な言動になるのかですが、簡単に申し上げますと、自分の気持ちをコントロールする体力がなくなったからです。普通は、意味もなく、イライラすることは誰にでもあるのですが、その時には、冷静な思考力と判断力で、そのイライラ感を抑えて、それを表に出さないようコントロールしています。しかし、メンタルヘルス不調になると、頭が疲労して、冷静な思考力や判断力が低

下してしまい、そのイライラ感を抑えられず、表に出してしまいます。

　ここで注意することは、攻撃的な言動をしている職員自身は、自分自身がイライラしていることをほとんど自覚していないことが多いことです。それで、周囲にいる職員、特に、上司が攻撃的な言動をしている職員へどのように対応してよいか、わからずに悩むことが多いです。攻撃的な言動をしている職員への注意の仕方としては、具体的な言動を取り上げて、「〇月〇日、〇〇というメールを送ってきたが、〇〇という言い方はきつく感じるので、△△という言い方に変えてくれますか？」という方が良いです。「そういう言い方」というように、あいまいな表現でいうと、言われた方は、全く自覚がないので、そんな言い方はしていません、と話がこじれますから、具体的なメールでの表現や出来事を取り上げて注意することが大切です。

　そして、言動に対する注意と一緒に、精神科（心療内科）へ通院していることがあらかじめわかっていれば、主治医に対して、その攻撃的な言動について伝える必要があります。多くの場合、本人は自分の言動で周囲が困っているということがわかっていないために、自分の言動で周囲が迷惑していることを、主治医に伝えていません。それでは、問題の解決につながりませんので、主治医に対して、攻撃的な言動をしていることを伝える必要があります。

　主治医へ伝える方法としては、①産業医（または健康管理医）や健康管理担当者がいれば、職員の攻撃的な言動について報告をして、善後策について相談する、②人事担当者と相談し、職員の攻撃的な言動について、その事実を職員の家族へ説明して、家族から主治医へ話をしてもらう、③家族と連絡がとれなければ、攻撃的な言動が記載されているメールの内容を主治医のところへ送る、ことになります。主治医や家族へ連絡を取る際には、本人の同意を得る必要がありますが、その方法としては、本人へ、「〇〇という言動はきついので、△△という言い方にして

ください。ところで、こういう言い方をするのは、体調が悪いかもしれないので、私から家族へ（または、主治医へ）連絡をいたします。その点については理解してください」と言えばよいでしょう。

　大切なことは、「言っていいですか？」と疑問文にしないことです。疑問文で言うと、断られることが多いので、「連絡いたします」と言い切る方がよいです。仮に、職員本人から、言わないでほしいと言われても、個人情報保護法の第23条の「人の生命、身体又は財産の保護のために必要がある場合であって、本人の同意が得ることが困難であるとき」に該当しますので、人事担当者と相談の上、主治医または家族へ連絡することをお勧めします。

## 攻撃的な言動を放置しない

　攻撃的な言動をする職員を放置していると、周囲の職員が、その言動に耐えきれずに、メンタルヘルス不調になる危険性があります。そういう二次被害を発生させると、職場全体のモチベーションを下げるだけでなく、人間関係も悪化させて、攻撃的な言動をしている社員の体調がさらに悪化するだけでなく、そういう状況を招いた上司に対する職員の不平不満を招くことになりますので、よくありません。上司のメンタルヘルス対応は、メンタルヘルス不調の職員への配慮も必要ですが、時と場合によっては、毅然とした対応も求められます。そのためには、良い意味で「度胸」も必要になります。毅然とした対応をする際には、そういう対応をとるまでの経緯について、事実関係を時系列で記録して、家族や本人へ説明できるようにしておくことも大切になります。記録をきちんとつけることは、メンタルヘルス対応では大切なことです。

第3章　職場でメンタル疾患を未然に防ぐためには

**Q24** 業務上、指示した内容をすぐに忘れて行わず、注意をしても、同じことを繰り返す職員がいますが、どう対応したらよいでしょうか？

## 単純なミスを繰り返すメカニズム

　人間は誰しも、時に単純なミスをおかしてしまうものですが、同じことを繰り返している場合は、精神的な疲労状態にないか、また病的な状態に陥っていないかということに注意する必要があります。

　最近の研究から、うつ状態に陥っている場合、脳の中で、物事を考えたり判断したりする役割を担っている部分（前頭前野）の機能が低下することがわかってきました。

　また、強い疲労感を感じているときも同様に脳の機能が低下するとされています。

　こうした状態が進むと、例えば「コンビニでお昼ご飯を決める」といったごく日常的なレベルの判断も困難になったりすることがあります。また、脳の血管の病気（軽度な脳梗塞なども含む）によっては、後遺症として、短期記憶の障害（言われたことをすぐに忘れてしまうこと）などもあるとされています。

　こうした行動を繰り返している職員自身は「同じミスを繰り返している」という自覚がない場合が多くあります。一方、管理職の人は、「本人の都合の悪いところだけ、忘れている」と憤っていることが多いです。ですから、職員に対して、いきなり「同じミスを繰り返しているが……」と感情的に切り出すと、言われた職員は、管理職から、不当に低い評価を受けた、パワーハラスメントを受けた、という誤解を生じる危険性もあります。ですから、そういう誤解が生じないように、まずは、同じミスを繰り返している、という事実について、正確に具体的に時系列に沿って記録を行うことが必要になります。「〇月〇日〇〇が生じた」

「それについて、〇月〇日に、〇〇と注意・指導を行った」というように、記録が必要になります。注意や指導を行ったことを守らないのであれば、管理職が1人で当該職員に話をすることはしないで、複数名で話をすることが大事です。そして、事前に人事担当者へ説明したうえで、記録に基づいて話をする必要があります。

　場合によっては、具体的な問題行動を、注意書という文書にして、本人へ問題行動を改善することを話すことも必要になります。ただ、問題行動を客観的な事実に基づいて説明して注意するだけに終始しないで、そういう問題行動が、体調が悪いせいで生じているのではないかと、心配していることを伝え、上司として、心配なので、一度、人事担当者（または、健康管理担当者）と会って、どこの病院で体調を確認したらよいのか、相談するよう話すことも大切です。

　当該職員が人事担当者または健康管理担当者と会うことを嫌がることもありますが、その場合は、本人の申し出を真に受けて様子をみるようなことはしないで、明らかな問題行動があり、周囲の職員が困っている、または、業務に支障をきたしているのであれば、管理職自身が人事担当者または健康管理担当者へ相談して、善後策を相談することが大事です。個人情報保護法第23条に、「人の生命、身体又は財産の保護のために必要がある場合であって、本人の同意を得ることが困難であるとき」は、本人の同意を得ないでも第三者へ情報を伝えてもよいと明記されています。ですから、個人情報保護をあまり気にせずに、人事担当者や健康管理担当者へ相談してください。

　本人が、いろいろな理由をつけて病院へ行きたがらない場合は、問題行動（仕事上のミスと、注意指導したことを守らないこと）を記録していきながら、人事担当者と相談して、注意書（または、始末書）として具体的な問題行動を指摘して改善を求めます。そして機会をみて、当該職員の家族に対して、職員本人の職場での問題行動を説明し、家族と協

第3章　職場でメンタル疾患を未然に防ぐためには

力して、当該職員を病院へ受診させるようにしましょう。

## 定期健康診断での問診も重要

　また、定期健康診断結果に基づいた保健指導が職場で行われているのであれば、その機会を利用して、産業医（健康管理医、または、保健師）に、事前に職場での問題行動を話しておいたうえで、病院で受診して体調を確認する必要があるかどうか、判断してもらいましょう。また産業医（健康管理医、または、保健師）から当該職員へ、健康管理担当者が指定した病院へ行くよう話してもらうことも、ひとつの方法です。一度でも、産業医（健康管理医、または、保健師）から当該職員へ病院に行き、体調を確認する必要があるということを話してもらえれば、それを根拠にして、家族へその事実を伝えることで、当該職員の家族の協力も得られやすくなります。

　ただし、万が一、体調が悪いとしても、職場で問題行動を起こすことは許されるものではありませんので、注意書（または、始末書）を数回、本人へ手渡して、問題行動の改善指導をします。そして当該職員が行動を改めなければ、人事担当者と相談の上、就業規則に基づいて、ペナルティー（譴責・減給等）を行うことは、仕方がありません。その場合は、人事担当者が弁護士と相談して対応することが望ましいでしょう。

　病気のせいかもしれない、と管理職が勝手に憶測し、当該職員の問題行動に対しての対応が遅れてしまうと、それを見ている周囲の職員の立場からすると、当該職員の問題行動の後始末で困っているのに、上司がなぜ毅然と対応できないのか、と不平不満を募らせて、メンタルヘルス不調を来す危険性がありますので、毅然とした対応をすることが大切です。

　なお、職員の分限処分については、人事院事務総局人材局長発「分限処分に当たっての留意点等について」（平成21年3月18日人企―536）を

ご参照願います。

　管理職が人事担当者と一緒に毅然とした対応をすることも、場合によっては職場のメンタルヘルス対策では必要であることを忘れないようにしましょう。

## Q25 メンタルヘルス不調の疑いのある職員がいますが、自分は病気ではないと言い、病院へ受診しない場合は、上司としてどう対応したらよいでしょうか？

### メンタルヘルス不調の人を病院に行かせるには

　メンタルヘルス不調に陥ると、人間は、不安に苛まれる、気持ちが落ち込むといった感情の問題だけでなく、客観的に物事を判断するという判断能力も低下します。そのため、メンタルヘルス不調の人は、自分は病的な状態である、ということを理解できない場合が多く認められます。この場合、本人にいくら説明をしても理解を得ることが難しく、説得を試みるほど、本人は病院へ行くことを強制されたという感情を持つようになり、余計に病院へ行きたがらなくなるという悪循環に陥ることがあります。

　こうした場合、本人は、自分の状況を客観的にみることができなくなっていますので、管理職だけで対応しようとせず、必ず、人事担当者と健康管理担当者へ報告して、善後策を相談してください。

　メンタルヘルス不調の疑いのある職員が、なんらかの身体の症状（頭痛、腰痛、身体のだるさ、疲れがとれない等）を訴えている場合は、それに焦点を当てて、「最近、頭痛がひどくて疲れが取れないと言っていましたね。今は、身体の症状はどうですか？」と声をかけて、「まだ身体の症状が改善しないのであれば、体調が心配だから、念のため、病院で診てもらう方がよいと思う」と言い、健康管理担当者のところへ、当

## 第３章　職場でメンタル疾患を未然に防ぐためには

該職員を連れて行きます。

　そして、健康管理担当者からも、「まだ、身体の症状が改善しないのであれば、体調が心配だから、念のため、専門の病院で診てもらう方がよいと思う」と同じことを話して、精神科（心療内科）の病院を紹介するとよいでしょう。病院で受診する際には、健康管理担当者または上司が一緒に病院へ行き、診察する医師に職場での問題行動や勤務状況を説明する、または、産業医（または健康管理医、保健師）が作成した紹介状に、職場での問題行動や勤務状況を記して、状況を説明することをお勧めします。当該職員と上司（または人事担当者、健康管理担当者）が面談する際には、１名で会わずに、必ず２名で会い、面談で話した内容は記録に全て残してください。

　当該職員が身体の症状を訴えておらず、職場での問題行動（勤務態度が不安定、始業直前にメールで休むことを連絡してきて突然休むことを繰り返す、職場で攻撃的な言動を繰り返して周囲の職員が困っている、仕事でミスを繰り返し、いくら注意しても改善しない等）だけしか見当たらない、または、上記の方法で病院へ行くよう促しても、病院へ行かないと言い張る場合には、まずは、人事担当者と健康管理担当者へ相談をしてください。その後、当該職員へ、「昨年は、ほとんど無遅刻無欠勤であったのに、ここ３か月は遅刻が○回、欠勤が○回、早退が○回ありました。それについて、体調が心配なので、ご家族へ連絡させてもらいます。ご家族に連絡するのが困るのであれば、身元保証人へ連絡させてもらいます」と話して、当該職員の家族または身元保証人へ、躊躇せず連絡し、後日、直接会って、当該職員の職場での問題行動について事実関係を説明し、職場と協力して、当該職員を病院へ連れて行くことを要請してください。

## 病院で受診する際には上司が同行

　家族または身元保証人から、当該職員に対して、病院へ行くよう説得し、本人がそれを承諾したら、連れて行く病院には、前記と同じように、上司（または人事担当者、健康管理担当者）が同行する、または、産業医（または健康管理医、保健師）が作成した紹介状を持っていき、職場での問題行動を説明してください。この際も、当該職員（またはその家族、身元保証人）と上司（または人事担当者、健康管理担当者）が面談する際には、1名で会わずに、必ず2名で会い、面談で話した内容は記録に全て残してください。

　職場での問題行動で職場が困る場合は、個人情報保護法第23条の「人の生命、身体又は財産の保護のために必要がある場合であって、本人の同意を得ることが困難であるとき」に該当しますので、当該職員の同意を得ずに、家族または身元保証人、病院の医師、人事担当者、健康管理担当者へ連絡しても問題ありません。

　当該職員の家族または身元保証人と連絡が取れない、または、連絡しても協力が得られない場合は、役所又は会社の労働法専門の顧問弁護士と相談したうえ、職場での問題行動を具体的に本人に説明し、文書にて厳重注意を行い、それでも、改まらないようであれば、就業規則に基づいて、譴責(けんせき)・懲戒などのペナルティーを与えるだけでなく、業務命令で自宅待機または病院を受診してもらうことになります。その際には、できるだけ、当該職員の家族または身元保証人には、その経緯について説明をした方がよいと思います。なお、職員の分限処分については、人事院事務総局人材局長発「分限処分に当たっての留意点等について」（平成21年3月18日人企―536）をご参照願います。

　絶対に、「これはメンタルヘルス不調だから、病気だから、しかたがない」とか、「間違った対応をして、かえって体調を崩されると面倒だから様子をみよう」などといって、様子見はしないようにしてください。

第3章　職場でメンタル疾患を未然に防ぐためには

様子見で放置しておくと、職場全体に負担がかかり、職場の人間関係が険悪になり、周囲の健康な職員が徐々に体調を崩して、仕事で大きなミスを起こしたり、メンタルヘルス不調の疑いのある職員に対して怒ったり怒鳴ったりして、それがきっかけとなり当該職員の体調が悪化して、その職員から職場でパワーハラスメントを受けて病気になったと言われたりして、問題が大きくなる危険性があります。また、様子見している管理職または人事担当者への不平不満が鬱積して、それが第三者へ漏れて、役所又は会社全体の問題へと発展する危険性があります。繰り返しになりますが、面倒なケースとは思いますが、面倒なケースほど様子見をしないよう毅然とした対応をすることが重要です。

### Q26 産業医（または健康管理医）を設置しようということになりましたが、メンタルヘルスケアがわかる医師をどのように探したらよいでしょうか？

## 職場の安全衛生を守るのが産業医

　産業医（または健康管理医）は、病院・クリニックの医師とは違い、職場の安全衛生を考慮する役割を担います。特に、メンタルヘルスの場合、病院・クリニックの精神科（心療内科）の医師であれば、患者との信頼関係を重視し、患者の利益を尊重し、患者の不利益になることは最大限減らすことを考えます。一方、産業医（または健康管理医）は、患者の立場を考えるだけでなく、周囲の職員や職場全体への影響についても考えます。

　例えば、メンタルヘルス不調の職員に対して、病院・クリニックの精神科（心療内科）の医師の場合は、患者の利益を尊重しますから、患者自身、体調が不安定でも職場を休まずに勤務しながら、体調を治したいと言えば、それにより周囲の職員へどのような影響を与えるかをあまり

考慮せずに、患者の意思を尊重して、勤務しながら治療することを勧める立場をとります。

　一方、産業医（または健康管理医）の場合は、治療を受けている職員が勤務しながら体調を治したいと言っても、職場で求められる最低限の業務ができず、そのために周囲の職員へ負担をかけてしまい、職場全体のパフォーマンスを下げてしまうと判断した場合には、当該職員の意思に反して、自宅療養を続けるように勧める立場をとります。この産業医（または健康管理医）の考え方が理解できる医師を探す必要があります。

　しかしながら、こういう考え方は、医師の人柄にもよりますが、病院・クリニックの医師の立場からみると、なかなか理解しがたいことかもしれません。人事担当者または産業医（または健康管理医）の採用担当者は注意することが必要です。

　職場のメンタルヘルスがわかる医師を探すことは、現実的には難しいかもしれません。いくら、民間企業や自治体での産業医（または健康管理医）の経験があり、日本医師会認定産業医や国家資格の労働衛生コンサルタント、日本産業衛生学会認定指導医を持っていても、職場のことも考慮して対応してくれるかどうかは、実際に、メンタルヘルス業務を担当してもらわないとわからないところです。

　具体的には、独立行政法人労働者健康福祉機構の産業保健推進センターまたは産業保健推進連絡事務所で、メンタルヘルスケアの相談員をされている方に、直接、会って紹介してもらうことも１つの方法であると思います。くれぐれも、精神科（心療内科）の医師だから、職場のメンタルヘルスがわかるとは思わない方がよいかもしれません。

# 第4章

# メンタル疾患で通院・休職している職員の管理

第4章　メンタル疾患で通院・休職している職員の管理

### 通院・休職している部下への対処法

　メンタル疾患（精神疾患）で通院または休職している職員がいることは、最近ではまれなことでなく、どこの職場でも当たり前のようになってきました。管理職が、自分の職場の部下に対して、いくら体調管理に注意しても、残念ながら、発生することをゼロにすることは困難です。メンタル疾患の発生は、全てが管理職の落ち度とは言えないものです。大事なことは、メンタル疾患になったと分かった部下への対応です。ここでは、メンタル疾患で通院・休職している部下へ、具体的にどのように対処したらよいのかについて記します。

**Q27**　「メンタル疾患で通院している」と、部下から診断書が提出された場合、どのように対応したらよいでしょうか？

## 部下が医師の診断書を持ってきたら、どう対応するか

　まず、部下が突然、精神科や心療内科に通院していることを報告したり、「うつ病」などのこころの病気の診断書を提出してきたりするケースは、著者が経験した範囲では、実はあまり多くありません。

　これは、本人が「病気のことを知られたら、何もかも失ってしまう」と勝手に思い込み、通院していることを隠してしまう傾向があるからです。そのために、治療に必要な支援を職場や健康管理担当者、人事担当者から受けられず、取り返しのつかない深刻な事態に進んでしまうことも少なくありません。ですから、上司に対して、診断書を提出してきたことは、職員自身にとっても、職場にとっても非常に幸運なことであると、とらえましょう。

　今までに、著者が経験した、職員から「うつ病」などのこころの病気

についての診断書を提出してきたケースで多いのは、職場内の担当業務の変更や人事異動による仕事の質・量の変化、職場の人間関係の変化が生じる際に、職員から、「○○にて通院加療中であることを証明する。業務内容については軽減することが望ましい」という内容の診断書を提出してくることです。

　また、ふだんは有給休暇を取らない職員が、ある月から毎月のように有給を1～2日程度、私用という理由で休みがちになり、そのうちに、診断書で、「○○病にて、○月間程度、休業が必要と思われる」という内容のものが提出されることも多いです。

　診断書が提出された場合は、上司は動揺するとは思いますが、速やかに人事担当者へそのことを連絡することが大事です。くれぐれも、職場内で解決しようとは、絶対に思わないでください。

　診断書を提出してきた職員への対応ですが、まずは、その職員と時間をとって面談を行うことが大切です。面談を行う際にはプライバシーが十分に確保できる場所で、時間的にも1時間程度、余裕を持って臨むようにしてください。下記の言い方を参考にされるとよいと思います。

〔Good Case〕

・「私も余裕を見せられず、話しづらかったのだろうと思う。打ち明けてくれてありがとう」
・休業が必要という診断書が提出された場合、「うつ病は、じっくり休みを取ることが大切だと聞いている。とにかく、今は、身体を治すことが優先で、仕事のことは脇に置いて、ゆっくり休むことにしよう」
・「焦りや不安もあるだろうが、私もしっかり支えていくから、まずは、身体をじっくり治すことに専念しよう」

第4章　メンタル疾患で通院・休職している職員の管理

## 部下の話にじっくりと耳を傾ける

　前記のような言葉をかけ、実情を真摯に受け止めることで、職員も率直に話をするようになります。ポイントは、部下の言葉にしっかりと耳を傾け、上司はなるべくしゃべらないことです。「何かアドバイスをしなくてはいけない」といった気負いも不要です。職員も「職場に迷惑をかけてしまう」など、自責の念を抱えているため、なかなか言葉が出てこないことがあります。沈黙を恐れず、焦らせずにじっくりと言葉を待つ方がよいです。ただし、話を聞く際には、感情的に巻き込まれないことに気をつけてください。また、「病気で大変みたいなので、私が支えてあげないといけない」と強く思いすぎないことも大事です。職員の話の中で、人間関係の問題で、「○○さんから、つらいことを言われたことがストレスで……」と言われた場合は、その言葉を鵜呑みにしないで、「言える範囲でよいのだが、○○さんから、具体的に、どのようなことを言われたのか、覚えているようであれば教えてくれないか」と聞くことも重要です。

　「つらいことを言われた」ことは、正確には、その職員の受け止め方（認知・感情）であり、事実ではありません。いつ何を話したのかが事実ですので、事実と感情は分けて、聞くことが大切です。その際には、面談の後、職員との話の内容は記録に残しておくことも重要になります。

　職員と面談している時に、1時間のつもりが、話がついつい長くなり、上司が仕事の都合でこれ以上話を聞くことができない時には、無理をせずに、「大変申し訳ないが、あなたの話をよく聞きたいが、どうしても、仕事の都合で、○時には会議へ出ないといけない。すまないが、話の続きは、○月○日の○時にしてくれませんか。都合が悪ければ、時間を調整します」と、率直に言う方がよいです。無理をして話を聞いていると、話を早く切り上げたくなって、職員が伝えたいことを受け止められなくなる危険性があります。

職員は、上司が自分のことを大切に思って対応しているということがわかるだけでも、気持ちが落ち着きますので、正直に率直に話しましょう。どうしても、仕事の都合で、職員と話す時間が持てない場合には、人事担当者や健康管理担当者へ連絡して、そのことを正直に話して、人事担当者や健康管理担当者に自分の代わりに、話を聞いてもらうことが大事です。くれぐれも、職員から話を聞こうと思いつつ、気付いたら1か月も過ぎていたということにならないようにしましょう。

## 面談時に上司が注意すべき点

面談の際に、上司が「してはいけない」対応は、下記のとおりです。

〔Bad Case〕
- 「原因はいったい何なの？ もうちょっと頑張ってくれる」
- 「この人手不足に、うつ病!? 仕事はいったいどうするの」
- 「今、休まれると皆が困るんだ」
- 「こうなる前に、何で、もっと早く相談しなかったんだ」
- 「簡単な仕事に変えれば、休まずに、なんとかなるかな」

このように、余裕の無い態度で一方的にまくしたて、自分の都合や考えを押しつける対応の仕方はよくありません。本人を責めるような言い方をしてしまうと、病状を悪化させてしまうことにも繋がります。

さらに、「別の病院に相談して、休まなくてもいいようにできないのか？」など、診断書の内容を変更させようという姿勢も好ましくありません。

## 業務内容の変更には人事担当者等の判断も加味

担当業務を変更する必要がある場合には、「あなたの体調が良くなく、

## 第4章　メンタル疾患で通院・休職している職員の管理

担当業務を変更する必要があるということはわかりました。業務を変更するに当たり、人事担当者（または健康管理担当者）と、一度会って、今の体調について話をしてもらいたい」と言い、人事担当者や健康管理担当者へ速やかに連絡して、職員との面談日程を設定する必要があります。

　業務内容を変更する時には、上司の判断だけでなく、人事担当者や健康管理担当者の判断も入れて、対応することが大事になります。病状によっては、業務変更の対応どころでなく、自宅療養が必要な場合もあります。その場合は、職員は、自分が休むことで職場に迷惑をかけたくないと思っているために、業務変更で何とかしようと思っていることが多いものです。しかし、そのような一時しのぎ的な対応では、病状は悪化するばかりで、結果的には、長い期間、自宅療養をすることになり、本人にとって良いことではありません。

　また、職場の人員や仕事内容の性質上、業務を軽減したいが、実際には業務を軽減したり担当業務を変更できなかったりすることも、よくあります。その際には、職場の事情について、本人の同意を得て、本人と一緒に病院へ行き、主治医へ職場の事情について説明をした方がよいです。主治医へは、「私としては、本人のために業務を軽減して対応したいところですが、職場の事情として、残念ながら業務を軽減することが難しい。できれば、今の業務をこなすことが厳しい体調であれば、じっくり自宅療養をしてもらいたいと考えています。休業・休職制度としては、最長〇月間自宅療養できることになっていて、その間の給与の取り扱いは、このようになっています」と話し、主治医へも休業・休職制度、その間の給与の取り扱いについても説明した方がよいです。くれぐれも、本人まかせにして、主治医と会わずに済ませようとはしないようにしてください。主治医と会えないようであれば、家族に来てもらい、家族とよく話をして、家族から主治医へ話をしてもらうことを検討したほうが

よいでしょう。ただし、ベストな対応は、上司または人事担当者、健康管理担当者が、主治医と直接会って話すことであることを覚えておいてください。

休職（自宅療養）が必要な場合でも、「あなたの体調が良くなく、自宅療養する必要があることはわかりました。速やかに自宅療養するよう、担当している業務の後任を決めますが、一度、人事担当者（または健康管理担当者）と会って、今の体調について話をしてもらいたい」と言い、必ず、人事担当者や健康管理担当者へ連絡して、面談の日程を設定してください。休業する場合は、人事担当者から、休業・休職制度についての説明が必要となりますし、自宅療養中の給与の取り扱い、傷病手当金申請の手続き、復職する際の必要な手続きも説明してもらう必要があります。

なお、診断書に記載されている自宅療養期間は、仮の自宅療養期間であり、最初に提出された診断書の自宅療養期間で復職できることは、まずありません。しかしながら、診断書を提出してきた職員自身は、最初の診断書に書かれた自宅療養期間だけしか休めないと思い込んでいることが多いので、「制度上、最長○か月間は自宅療養できるので、じっくり休んで、身体を治してください」と言うように心がけてください。病院によっては、１か月単位でしか、診断書を発行しない場合もありますので、その時には、「１月間自宅療養が必要」という診断書を毎月、職場へ提出することになります。

## Q28 通院している職員の主治医へ、上司から連絡を取りたい場合に、気を付けることはありますか？

### 上司が医師に連絡する際に注意すべきポイント

「上司としてどのように本人に接したらよいか」「職場としてどのよ

第4章　メンタル疾患で通院・休職している職員の管理

な就業措置を取ったらよいか」、また、本人が休職中の場合には「復職させるタイミングをどう調整すればよいのか」等々を、主治医に相談したり、逆に治療に必要な職場の情報を主治医と共有したりすることは、職員の病状回復のためにも有益と考えられます。

　主治医との情報共有は、基本的に、産業医（または健康管理医）などの健康管理担当者が対応することが望ましいのですが、ここでは産業医（または健康管理医）が選任されていない場合も考慮し、上司が心得ておくべき点を解説します。

　主治医との連携や情報共有を行う際に最も気を付けなければいけないのは、「プライバシーの保護」です。メンタルヘルスに関しては、偏見などの対象にもなりかねないため、個人情報保護の法令に則り、慎重に対応していくことが必要となります。

　主治医から情報を得る際には、提供してもらう情報内容、情報の利用目的、情報の開示範囲などを予め当該職員本人に説明し、同意を得ることが原則となっています。これは上司や人事担当者から主治医へ情報提供する際も同様です。とくに復職支援では、職場復帰支援制度や当該職員に求められる業務内容などについて説明することになりますが、これらの情報を主治医と共有する際にも、本人の同意を得る必要があります。

　ただし、以下の場合は本人の同意なしに個人情報を取り扱うことが認められています。（個人情報保護法第23条より）

①法令に基づく場合
②人の生命、身体又は財産の保護のために必要がある場合であって、本人の同意を得ることが困難であるとき。
③公衆衛生の向上又は児童の健全な育成の推進のために特に必要がある場合であって、本人の同意を得ることが困難であるとき。
④国の機関若しくは地方公共団体又はその委託を受けた者が法令の定める事務を遂行することに対して協力する必要がある場合であって、本

人の同意を得ることにより当該事務の遂行に支障を及ぼすおそれがあるとき。

　原則は、「本人の同意を得る」ことですが、メンタルヘルス不調のケースでは上記②に当てはまる場合が多く、本人の同意が得られなくても主治医と連携をとっていくことが重要な時もあります。ただ、その際には、人事担当者や健康管理担当者と協議したうえで、場合によっては、弁護士と相談の上、行うことをお勧めします。

　主治医との連携は、情報提供依頼書という文書を提出する形で行う方法と、当該職員と一緒に病院へ行って、主治医から当該職員が同席の上、直接、主治医から聞く方法があります。依頼書には提供を求める情報の内容を明記し、情報提供についての当該職員の同意書を添えます。主治医に提供を求める情報については、当該職員に対する職場での支援に役立つ事柄に限ります。当該職員の病名だけを聞こうとせずに、就業上必要な配慮や、場合によっては、休職の必要性や復職の見込みを聞くことになります。

## 患者との信頼関係を重要視する精神科医

　ただし、精神科（心療内科）の治療は、職場での安全配慮よりも医師と患者の信頼関係を重視するために、主治医は患者の不利益になる危険性を極力回避せざるを得ない立場にいることを理解しておく必要があります。例えば、通院している職員が、職場での仕事がうまくこなせない状態にも関わらず、勤務しながら体調を回復したいという場合は、主治医の立場としては、患者である職員の意見を支持する側に立たざるを得ないということです。

　また、病気が悪化して仕事を休んだ方がよいと、主治医が感じていても、患者自身がどうしても休職したくないと言い張れば、患者の意見を違えて、主治医が、休職した方がよいとは言いづらいということです。

第4章　メンタル疾患で通院・休職している職員の管理

　精神科（心療内科）の診療では、客観的な検査がなく、本人の申告を基に治療を進めるために、他の診療科と異なる事情を抱えていることは、理解しておく必要があります。

　著者の個人的な意見ですが、精神科（心療内科）主治医の立場を尊重しながら、職員の情報を聞く場合は、当該職員が同席の上、直接、主治医へ問い合わせる方法をお勧めします。内容によっては、当該職員の前では言いづらいことがあるかもしれませんが、上司または人事担当者からみた事実（いつ、何がどのように起きたか、その結果、周囲にどのようなことが生じたか）を中心に話せば、主治医も、その事実について、当該職員に確認することができ、主治医としても、患者との信頼関係を傷つけにくいというメリットがあります。

　ただ、当該職員の前では話しにくい内容がある場合は、産業医（健康管理医）または健康管理担当者（保健師など）を介して、精神科（心療内科）主治医へ情報を問い合わせる方がよいと思います。

　なお、精神科（心療内科）主治医が、患者が勤務先に対して望んでいることとして、①産業医（健康管理医）を中心とした安全衛生システムが整備されていること、②個人情報、守秘義務の認識が確立していること、③情報が産業医（健康管理医）の手元に集中され、産業医（健康管理医）が就業上必要と判断する限りで集約・整理した情報のみが、職場の中でその情報を必要とする者のみに伝えられる体制が確立していること、産業医（健康管理医）は専門的な立場から情報を集約・整理し、当該職員のプライバシーが守られた状態で関係者間の情報交換を行う調整役としての機能が果たせること、④精神科（心療内科）主治医との連携に関する費用負担について理解があること、健康保険が適応されるのは職員自身なので、主治医に対して情報提供または面会を行う場合にかかる費用については、情報提供を依頼する者が費用を負担することを挙げていますので、参考にしてください。「産業医（健康管理医）」を「健康

<情報提供依頼書の例>

○○年○○月○○日

情 報 提 供 依 頼 書

○○○病院・クリニック
　　○○○　　先生御机下

　　　　　　　　　　　　　　　○○市役所（○○○○株式会社）
　　　　　　　　　　　　　　　○○課
　　　　　　　　　　　　　　　健康管理担当　　　○○○○

　下記の職員の【　　　　　　　　】に関して、下記2の事項について情報提供またはご意見等をいただきたく、よろしくお願いいたします。
　なお、いただいた情報については、当該職員の【就業・休業・復職・その他（　　　　　　）】を支援する目的のみに使用され、プライバシーに十分配慮しながら責任もって管理します。また、この情報が開示される範囲は【　　　　　　　　　　　】です。
　以上、趣旨をご理解の上、ご協力いただきますようお願いいたします。

記

1．職員氏名：　　　　　　　（男・女）　生年月日　　年　　月　　日
2．情報提供依頼事項
　　・
　　・
　　・

以上

<本人記入>
　私は、本情報提供依頼書に関する説明を受け、情報提供文書の作成並びに（　　　　　　　　）への提出について同意します。
　　　　　　　年　　　月　　　日
　　　　　　　　　　　氏名（自署）：　　　　　　　　　　　　印

第4章　メンタル疾患で通院・休職している職員の管理

管理担当者」と読み替えてもよいと思います。

> **Q29** メンタル疾患で休職している職員またはその家族へ、上司から連絡を取りたい場合に、気を付けることはありますか？

## 休職中の職員に連絡を取る際の注意点

　復職支援のためにも、休職中の職員と連絡を取り、体調を把握しておくことは大切です。

　まず、連絡方法ですが、直接会うのか、電話にするのか、メールにするのか、休職に入る際に、本人と話し合って取り決めておくとよいでしょう。連絡の目的や内容にもよりますが、本人の状況に配慮して連絡方法を検討します。

　メールで連絡を行う場合は、返信を急がせず、「体調のよい時に返信してもらえればよいです。こちらは急いでいません。」ということを明確に伝えておくようにしましょう。直接会って話す場合には、十分にプライバシーが確保できるスペースで面談を行うようにしてください。

　職場側の窓口は、情報の混乱を防ぐため1本化し、なるべく複数の人間から連絡しないようにしてください。決まった人物が常に窓口となることで、本人も安心感を抱きやすくなります。上司からの連絡がプレッシャーを与えてしまうようなら、人事担当者や健康管理担当者が窓口となるとよいでしょう。

　著者の経験から言えば、上司が休職中の職員と会うと、多くの場合、上司が会うことは、休業中の職員からみれば、上司が早く復職することを期待していると誤解しますので、健康管理担当者が休職中の職員と会う方がよいかもしれません。

　職場によっては、健康管理担当者が不在または手が回らないために、どうしても、上司が休職中の職員と会う際には、休職中の職員に対して

は、「身体をじっくり治すことが、今は大事です」「復職は焦らずに、じっくり身体を治してください」とはっきりと話し、くれぐれも、「いつ復職できると、主治医が言っていました」「体調はよくなったか？」とは言わないようにしましょう。また、休職中の職員へは、「話せる範囲でいいですが、最近、どのように過ごしていますか？」と聞いて、どのような生活リズムなのかを確認する程度にしてください。「話せる範囲でいいですが、主治医から、どのように言われていますか」とも言って、主治医の判断を間接的に聞くこともよいと思います。休職中の職員は、休職して職場の皆に迷惑をかけて申し訳ないと言葉に出さなくても、強く感じていますので、注意することが必要です。

次に、連絡を行う頻度ですが、これも本人の状況次第となります。目安としては、ひと月に1回程度に留めておくことが無難です。直接会う場合には、診断書や傷病手当請求書の提出の際に時間を作るとよいです。

また、「調子が優れないので、職場との連絡を控えたい」「主治医から職場と連絡をとることを控えるよう言われています」と、本人または家族が職場へ申し出てくることもありますが、このような場合には、無理して、休職中の職員と会おうとせず、「わかりました。職場と連絡が取れるようになったら、メールでもよいので連絡をください」と話して、待つようにしてください。

ただし、診断書に書かれている休職期間がそろそろ切れそうで、診断書を手続き上どうしても提出してもらわないと困る場合や、年末調整、人事関係の手続きで、休職中の職員へ連絡を取る必要がある場合は、休職中の職員の家族へ連絡をとったり、手紙に連絡事項を書いて送ったりすることをお勧めします。

場合によっては、休職中の職員自身から、毎日、「今日は、体調は○○です。明日は、○○をする予定です。昨日は、○○を日中していました」というように、上司から依頼していないのに、連絡を丁寧にしてく

## 第4章　メンタル疾患で通院・休職している職員の管理

る場合には、休職中の職員が復職に焦っている危険性が高いので、「連絡してくれることは嬉しいが、毎日連絡せずに、じっくり自宅療養に専念してください。月1回、こちらから連絡をしますので、その時に、様子を聞かせてください」と話してください。それでも、当該職員が生真面目に、毎日連絡をしてくるようであれば、一度本人と会って、「毎日連絡をしてくると、私としては、じっくり療養できているのか心配になってしまいます」と話してみてください。その時に、当該職員が家族と同居している場合には、家族にも会って、そのことを伝えた方がよいでしょう。

　対人関係療法という一種のカウンセリング（心理療法）の考え方の中に、病人は「病人」という社会的役割を担当しないと、病気がよくならないというものがあります。職場から依頼もしていないのに、休職中の職員が毎日連絡をしてくるという事象は、休職中の職員が、休職して自宅療養するという「病人」の役割を担っていないということになりますので、必要以上に職場へ連絡することは止めるよう話すことは、病気を治すうえでも大切なことです。

　なお、長時間の拘束は本人の負担になるので、直接の面談であれば20～30分程度、電話の場合は数分程度で済ませましょう。

　連絡内容については、業務に関することは避けて、生活の様子や体調、治療の状況などについての簡単な質問をするにとどめましょう。「話せる範囲でよいが、最近、どのように過ごしていますか？」「話せる範囲でいいですが、主治医から、どのように言われていますか」と言う方がよいです。くれぐれも、「病気になった原因は何だと思う？」「どうすれば良くなるのか？」「復職する時には、どんな業務内容がよいと思うか？」「○月に、○○さんが人事異動します」など、病気の原因を追及するような言い方や、暗に復職を急かすような言い方をしたり、職場の状況を説明したりすることは絶対に控えてください。

回復の状況次第では、主治医の診断により、「要休職」の期間が延長されていくこともありますが、「主治医は、いつ頃、復職できそうと言っていた？」と言って復職を急かすような言動をしてはいけません。本人に焦りや不安が生まれ、病状を悪化させることにも繋がってしまうことも忘れないようにしましょう。

　善意であっても「無理のない程度に、好きなことをしてみたら？」と声をかけるのもいけません。こういう言葉をきっかけに、主治医に相談せず勝手にスポーツジムに通うようなことが起きてしまいます。外出や運動などの活動は、主治医の指導のもと、本人の状態に合わせて適切に行われるべきであり、周囲の人間が促すようなことは避けましょう。

　大切なのは焦りや不安な気持ちを起こさせないことです。「仕事の方は皆でバックアップしているので、身体をじっくり治すことが今は大事です」「私にできることがあれば、何でも言ってください」など、安心感を与える姿勢を示すよう心がけましょう。

## 休職中の職員の家族に連絡を取る際の注意点

　休職中の職員の家族に会うことは、著者の経験から言うと、とても良いことだと思います。多くの場合、職員は、これまで自分がどういう職場でどんな仕事をしていたのか、また職場の休業・休職制度や休業・休職中の給与補償（傷病手当金の支給期間・支給のために必要な手続き）を、家族へ説明していません。そのため、休職している職員だけでなく、家族も、いつまで休職できるのだろうか、上司は病気に理解があるのだろうか、このまま休んでいると復職できないのではないか、と、さまざまな不安を抱えていますが、それを病気で休んでいる職員にも聞けず困っていることが多いので、上司または人事担当者が、休職中の職員の家族と会って、役所や会社の休業・休職制度や休業・休職中の給与補償（傷病手当金の支給期間・支給のために必要な手続き）、役所は理解ある

第4章　メンタル疾患で通院・休職している職員の管理

対応をしていることを伝えることは、家族を安心させ、その結果、休職中の職員が安心して療養に専念できることになります。

　上司や人事担当者が、家族と会う際には、事前に、職員本人に事情を話しておく必要があります。言い方としては、「ご家族へ、休業・休職制度やその間に必要な手続きを説明しておきたいので、一度お会いしたい」と、率直に話す方がよいです。「家族が日中働いているので、なかなか会えない」と言われたら、都合のよい日時を聞いて、面倒でも、一度会うことをお勧めします。「家族と会うのは困る」と言い張る場合は、無理をせず、時間をおいて再度話すようにしましょう。

　家族と会うことができたら、職場の休業・休職制度や休業・休職中の給与補償（傷病手当金の支給期間・支給のために必要な手続き）、復職の際に必要な手続きなどを説明してください。それと、家族が気になっていることを聞いて、丁寧に説明するようにしましょう。ただし、親切心から「絶対に復職できます」と言わないように気をつけましょう。どういう病状なのか、専門外の人間が、安易に、「復職できるぐらい回復しますよ」と安易に発言することは、家族はそれを信じ込んでしまいますから、万が一、病状が重くて、復職が厳しいことになれば、かえって恨まれることになりますので、注意が必要です。「じっくり身体を治す」ことを、上司としては願っていることを伝えるだけにしてください。

**Q30** メンタル疾患で通院している職員が、仕事でミスを繰り返し、そのフォローで周囲の職員に業務負荷がかかっています。主治医からは「休まずに治そう」と言われているらしく、対処に困っています。この場合、どう対応したらよいのでしょうか？

## 本人だけでなく周囲の職員への配慮も大切

　まず、言っておきたいことは、職場のメンタルヘルスというのは、

## 本人だけでなく周囲の職員への配慮も大切

「人事労務問題」ということです。本人の健康状態を慮るというのは大切なことなのですが、管理職としては同時に周囲の職員の安全配慮、及び業務の円滑な遂行も考慮していかなければなりません。

前記の質問のケースでは、本人が、主治医から「休まずに治そう」と言われていますが、前提として主治医は職場のメンタルヘルスに関する責任を負う立場にありません。誰が責任を負うのかというと、それは会社や役所であり、管理職や人事担当者がキーパーソンとなって最終的な判断をしていかなければなりません。

うつ病などのメンタル疾患を悪化させる人は、減収による生活の不安や職を失うことへの恐怖、将来的なキャリアへの不安などから、多くの場合、休むことを避ける傾向があります。主治医がいくら休むように説明したとしても、「休まない」と言い張ります。そうなると、主治医としても本人の意向を押さえつけてまで、「要休職」の診断書は出せないものです。

もし、仮に本人の意思に反して、「要休職」の診断を下したとしたら、ネットなどに病院・クリニックに対するクレームを書き込まれ、大きな騒動になる危険性もあります。病院もサービス業ですので、そのようなリスクはとれないという実情があります。

ですから、メンタル疾患においては、管理職や人事担当者が責任をもって職場での安全配慮を考えることがとても重要になってくるのです。

うつ病などは症状が軽いほど、本人は休みたがりません。薬を飲みながら、体調をごまかして仕事を続けることが多いものです。しかし、職場で求められている最低限の業務が遂行できないようであるならば、「休ませる」といったことも、管理職が人事担当者へ相談して、人事担当者が決定しなければなりません。「主治医が休まなくてよいと言ったから、働かせました」では、管理職が職場の安全配慮義務を怠ったと判断されます。

第4章　メンタル疾患で通院・休職している職員の管理

　また、「様子を見る」というような感覚で、安易に職場を異動させてしまうことも、あまり良くありません。たとえ、それが本人のためを思っての決定だったとしても、本人がそのように捉えているとは限らないのです。

　よくあることなのですが、「様子を見よう」と、簡単な業務を行う職場に異動させても、本人は「仕事ができるのに、ひどい扱いを受けている」と受け止めてしまったり、身体に鞭打ちながら仕事を続けてしまったりして、病状が改善することはあまり期待できません。これは労務トラブルに繋がりやすく、最悪の場合、訴訟問題にもなりかねません。

　簡単な業務を行う職場へ異動させるにしても、労務トラブルになるリスクを避けるためには、異動前に、本人や家族、身元保証人などに今までの経緯を説明して理解を得るよう対話を重ね、その上で慎重に決定していく必要があります。

## 「注意する」と「叱る」の差違

　では、今回の質問のようなケースの場合、具体的にどのように対処していったらよいのかを見ていきましょう。

　まずは職場で問題となっている行動について、記録に残していくようにしましょう。その上で、本人に話を聞き、注意する必要があります。ここで重要なのは、「注意する」ことであって、「叱る」ことではないという点です。落ち着いたトーンで、行動の問題点を指摘し、「このような行動はしないで、○○は○○としてほしい」と、具体的に伝えるようにしてください。さらに、「ミスの原因は、体調にあるのかもしれないから心配だ」と言って、本人と一緒に、健康管理担当者または主治医を訪問し、職場での問題行動について説明してください。

　主治医が職場の上司と会うことを拒む場合には、本人の家族または身元保証人から主治医へ説明してもらうようにしましょう。

また、健康管理担当者（産業医・健康管理医、または、保健師）に事情を説明して、問題行動をしている職員と面談してもらい、健康管理担当者から手紙で主治医に当該職員の問題行動を知らせる方法もあります。

　主治医に現状を知らせても、いっこうに当該職員の問題行動に改善が見られない場合には、就業規則に基づいて、始末書を書かせたり、自宅待機させたりするなどの対応が必要になってきます。その場合は、人事担当者並びに弁護士に相談するようにしてください。

　なお、弁護士に相談する際は、労働法専門の弁護士を選ぶようにしてください。弁護士には、医師と同じように、それぞれ専門分野がありますので、異なる専門の弁護士を選ぶと、対処がうまくいかないことがあります。

　安全配慮義務の観点からすると、上司が当該職員を健康管理担当者と面談してもらい、産業医（健康管理医）の意見を聞いたうえで、人事担当者が、本人が好まない休職を業務命令で出すことは、法的に間違いではありません。その際には、家族とも連絡を取り、休職してもらわないといけない事情について説明して理解してもらう必要があります。「面倒だから」と対応を先延ばしすると、周囲の職員が疲弊してしまい、その中からメンタルヘルス不調の職員が発生し、余計に、その職場の業務が回らなくなり、職場の問題が大きくなる危険性があります。そうならないように、管理職は、主治医の意見を鵜呑みにしないで、職場の安全を守るために、時として毅然と対応する必要があります。

第4章　メンタル疾患で通院・休職している職員の管理

## Q31
メンタル疾患で休職した職員の業務カバーを、職場の皆で分担して行っていますが、業務量が増えて困っています。業務負荷で、周囲の職員が体調を崩さないようにするためには、どうしたらよいですか？

### 「疲れ」が及ぼすメンタル疾患への影響

　産業医として働いていて、受けることの多い相談の1つが、「業務量に比してマンパワーが足りず、職員たちが疲弊していっている」というものです。

　しかしながら、この問題を根本的に解決するためには、人員体制を強化するなど、組織の構造自体を変更しなくてはなりません。昨今の情勢を考えれば、これは容易なことではないかもしれません。しかし、1人当たりの業務量が増えることによって、「疲れ」が許容量を超えてしまえば、第2、第3のメンタル疾患者を出してしまうことにも繋がりかねないため、何らかの対策を講じることは必要でしょう。

　ここでは、忙しい状況の中で、いかに職員たちをメンタル疾患から守っていくかについて解説していきたいと思います。そのために、まずは「疲れ」が及ぼすメンタル疾患への影響を見ていきましょう。

　メンタルに不調をきたす原因の1つは、端的に言って「疲れてしまう」ことです。疲労が蓄積すると、心身ともに機能が低下していきます。とくに脳内で記憶を司っている海馬と呼ばれる部分の機能が低下すると、見たり、聞いたりしたことが頭に入らなくなります。その結果として、気分が不安定になり、メンタルヘルス不調に陥っていくということが起こってくるのです。

　では、疲れを蓄積させないためにはどうしたらよいのでしょうか？

　それは「十分な睡眠」を取ることです。睡眠には脳や身体の疲れを取り、ストレスによってダメージを受けた細胞を修復・メンテナンスする

働きがあります。睡眠が不足していると、疲れがリセットされず、徐々に蓄積されていくのです。

　睡眠によって疲れを回復するのに必要な時間は、成人で７〜９時間と言われており、これより２時間睡眠が短い場合、軽度酩酊状態の人よりも作業効率が低下するというデータもあります。

　仕事が多いからといって、遅くまで残業して働いたとしても、作業の効率は下がるだけです。それよりも、適度に仕事を切り上げ、十分に睡眠を取ったほうが、職員の体調も良くなり、結果としてより多くの仕事を回せるようになります。

　ちなみに、厚生労働省が平成18年に出した「過重労働による健康障害防止のための総合対策」では、時間外労働時間数をひと月45時間以下となるよう努め、時間外・休日労働時間数がひと月80時間を超えた場合には、申し出のあった従業員に対し、医師の面接指導を行うよう定められています。この時間外労働時間数の根拠は、往復通勤時間を１日１時間とした場合に、睡眠時間が６時間以上となることなのです。ですから、通勤時間が往復１時間以上の職員がいたら、月45時間という基準を守るだけでなく、場合によっては、時間外労働時間数を月45時間未満にするよう配慮する必要があります。

## 上司に求められるタイムマネジメント

　このような事情も踏まえた上で、上司は、職員が十分に睡眠時間を確保できるよう、タイムマネジメントしていくことが大切です。

　もう１つの方法としては、仕事の見かけ上の大きさをなるべく小さくすることです。そのためには、「きっちりと」「間違いなく」「しっかり」「失敗しないように」という曖昧な指示ではなく、「○○の業務は、○○という点を重視してください」「○○を最優先にして、その次は、△△で考えてください」とできるだけ明確に、業務の優先順位、求められる

## 第4章　メンタル疾患で通院・休職している職員の管理

業務のレベルについて伝えることが大事です。与えられた業務に対して、担当した職員がコントロール感を失うと、感じる負担感が増大しますので、負担感が少し軽減し、これぐらいであれば、自分でも何とかこなせそうと感じられるように、業務の優先順位や緊急性、最低限こなさないといけないレベルをはっきり伝えることが大事です。

　見通しの立たないことに対しては、誰しも、打たれ弱くなりますので、毎日業務が順調に進んでいることを、小さなことでも構わないので、それを職員に伝えて、一歩一歩業務が大きなミスもなく、こなせていることを伝えることも大切です。職員をマネジメントするのが上手な管理職は、2〜3か月間の短期間の見通しを話して、「〇月と〇月は忙しくなるので体調には気を付けてください、それを乗り切れれば、一息つけますから、その時には、なるべく定時に帰るようにしましょう」と、業務のメリハリをあえてつけている方が多いので、参考にしてください。

　メンタル疾患で休職している職員が、長期間休職し、いつ復職するか目処が立たない、もしくは、周囲の職員が疲労してきており、どうやり繰りをつけてもどうにも対処できず、人員を補充するしかない場合には、速やかに人事担当者に相談して、人員を補充することをお勧めします。

　人員を補充することは、休職している職員が元の職場に復職できないことを意味しますが、それは、仕方のないことです。職場の事情を優先して、人員管理することは、管理職にとっては重要な仕事です。休職している職員が元の職場に戻れることを優先して、休職した職員分の欠員をそのままにして、周囲の職員へ負担を長期間かけることは、本末転倒ですので、健康に出勤している職員の健康を守ることを優先してください。

　人事担当者に交渉をしても、欠員を補充できない場合は、業務内容の改善や、業務の抜本的な見直しを図る必要があるでしょう。

## メンタルヘルス不調を判断する「３Ａサイン」

**Q32** いつもお酒を飲み過ぎる部下がいます。その彼が最近、仕事でミスを頻発するようになり、困っています。どのように対応するべきでしょうか？

## メンタルヘルス不調を判断する「３Ａサイン」

　仕事でミスが多くなるのは、メンタルヘルス不調の１つのサインであると考えられます。

　職員がメンタルに不調をきたしているかどうかを判断する指標として、次のような「３Ａサイン」というものがあります。

・Absenteeism（欠勤、約束が守れない）
・Alcohol（お酒に関わる問題）
・Accident（事故・トラブル・ミス）

　職員に３Ａサインに当てはまるような兆候が見られる場合には、初期対応として、本人からじっくり話を聞くことが重要となります。面談の前には、仕事で起こしたミスの内容を、「いつ、どういうことをした」「それに対して、いつ、誰が、どういう注意をした」というように具体的に事実関係を抑えておく必要があります。

　また、最近の勤務状況についても確認して、休日明けや月曜日などに有給休暇をとっていないか、職場で酒気帯びを起こしていないか、残業が増えていないか、ということも確認しておいた方がよいと思います。お酒に関係するトラブルの場合は、面談をした際に、当該職員が自分にとって都合の悪いこと（ミスをしたことや、注意を受けたこと）を、忘れているように感じることが多いものです。ですから、当該職員の前で、事実関係を正確に説明したうえで話を聞かないと、あいまいな記憶で話をすると、当該職員から「そんなことはしていません」「そんな注意を受けた覚えはありません」と言われて話にならず、管理職の方も、そういう職員の態度に憤りを感じて、冷静になれなくなり、人間関係を崩す

危険性があります。

　面談の前には、そういうことを言われることを前提で、面談を行う必要があります。

　面談を行い、以下の内容を確認していくようにしましょう。

・業務上のミスについて

　もし、「ミスをしていましたか？」と全く覚えていないような言動があれば、かっと怒らずに、冷静に「〇月〇日に、〇〇という間違いをしましたが、それについてどう思っていますか？」「それについて、〇〇が〇〇という注意をしましたが、その後、〇月〇日に、〇〇というミスをしました。それについて、どう感じていますか？」と言いましょう。

　本人が何も語らず黙ってしまった場合には、それ以上聞かず、「言葉が見つからない状態のようです。この件については、こちらで検討して、後日、その結果を話します」と終了してください。

・遅刻頻度や休暇取得の状況について

　「〇月〇日と〇月〇日に、有給休暇を取っていますが、体調が心配なので、話せる範囲でよいので聞かせてください。体調は、その頃どうでしたか？」と聞いてください。

・最近の生活リズムや生活習慣、飲酒状況について

　「話せる範囲でよいので聞かせてください。最近は、何時ごろ寝て、何時ごろ起きていますか」「忘年会の時に、帰りに転んで大ケガをしたが、最近は、飲み会の後、ケガをするようなことはあるかな？」「最近は、お酒は、どれくらい飲んでいるのかな？」と聞いてください。

・職場での酒気帯びがあれば、その事実について

「○月○日に、職場でお酒臭かったので注意したが、覚えていますか？ それについては、どう思っていますか？ 最近は、お酒はどれくらい飲んでいますか？」と聞いてください。

ちなみに、体調に表れるメンタルヘルス不調のサインとしては、頭痛、肩こり、めまい、耳鳴り、下痢、便秘などがありますので、身体の不調のことを話したら、それがいつごろから生じているのか、どこの病院に通って治療しているのかを聞いてみてください。

## 飲酒とメンタルヘルス不調の関係

　面談時に注意したいのは、「なぜ」「原因は？」といった発言をしないことです。お酒に関係するトラブルの場合は、ありとあらゆる理由をつけてくることが多いものです。例えば、「仕事が忙しかったので」「職場の人間関係で疲れたので」「家でいろいろありまして」「経済的にちょっと困ることがありまして」と言うことがあります。

　管理職は、その言葉を真に受けずに、「わかりました」とだけ話して、原因を正確に探すことはせず、「体調が悪いのかもしれない。心配だから、人事課（または、健康管理担当者）へ相談してください。相談したら、よいアドバイスがもらえると思います」と言って、可能であれば、本人の目の前で、人事課（または、健康管理担当者）へ電話して、面談日時を予約しておいた方がよいと思います。

　このようなケースでは、予約した面談日時を忘れていることが多いので、当日、当該職員には、「今日は、○時に、○○へ行ってください。仕事の方は、こちらで調整します」と話し、確実に面談を受けるようにしてください。もちろん、面談の前に、人事課（または、健康管理担当者）へ、職場での問題行動について説明をしておく必要があります。

　また、当該職員が「大丈夫です」「問題ありません」と言い、話すこ

第4章　メンタル疾患で通院・休職している職員の管理

とを拒否する場合には、とくに深追いしないようにしてください。その場合には、人事課（または、健康管理担当者）に、管理職から、事実関係を説明して相談することが大事です。

　通常、本人の同意を得て、第三者へ情報を提供するのですが、職場でミスを起こしているような場合は、個人情報保護法第23条の「人の生命、身体又は財産の保護のために必要がある場合であって、本人の同意を得ることが困難であるとき」に該当しますので、本人の同意を得ることを気にしないで、早めに、人事課（または、健康管理担当者）へ相談して、善後策を講じることが大切です。

　当該職員が人事課（または、健康管理担当者）へ相談するよう手続きを進めている間も、職場での酒気帯びや職場でのミスが続く場合には、その場で、「ちょっと話があります」と言って、会議室や応接室で、管理職1名だけではなく、2名で本人へ、「今日は、○○というミスをしていました。次回から、○○するようにしてください」「今日は、お酒の臭いがします。これは就業規則上許されていない行為ですので、理由がどうであれ、今後は酒気帯びはしないようにしてください」と、冷静に淡々と言いましょう。同じことが繰り返される場合は、人事担当者と相談して、注意書という文書にして問題行動を改めるように指導する必要があります。

　当該職員が、何とか、人事課（または、健康管理担当者）へ相談した場合には、「体調確認のために、○○病院で受診してください」と話をして、できれば、本人の目の前で病院の受診予約をした方がよいと思います。お酒を飲んでいる事実が明らかであれば、「体調を整えるためにも、絶対に、今日からお酒は飲まないでください」と明確に伝えるようにしてください。

　当該職員は「お酒を減らしますので、止めなくてもよいと思います」と拒んでも、「お酒は、あなたにとっては、今は体調を悪化させる危険

性がありますので、必ず、止めてください」と言うようにしてください。できれば、「今日から、いかなる理由があっても、お酒は飲みません」と一筆書いてもらうことも必要です。紹介する病院は、アルコール専門病院がよいでしょう。紹介状には、「〇年の忘年会の帰りに、大ケガをしたこと」や「〇月〇日に、〇〇という仕事上のミスをしたので、注意をしたが、その後も、同じミスを繰り返していること」「職場での酒気帯びを、〇月〇日に起こして注意したこと」と事実関係を記しておく必要があります。

紹介状がない場合には、当該職員と一緒に同行して、病院で受診して、職場での問題行動について説明する必要があります。多くの場合、当該職員から、自分の飲酒行動や職場での問題行動について、主治医へ話さないことが多いので、管理職や人事担当者（または、健康管理担当者）から説明しないと、主治医は正確に診断ができません。

困ったことに、お酒が原因で問題行動を起こす場合は、当該職員がお酒を止める気がないと、アルコール専門病院でも治療の対象にならないということも知っておく必要があります。つまり、「お酒を止める気になったら、病院へ来てください」と言われてしまうので、管理職と人事担当者（または、健康管理担当者）は、当該職員に対して「お酒を止めないと、自分で体調管理ができず、正常に業務ができないので、自宅療養をしてください」と言い、お酒を止めないと、当該職員が困るようになることを納得する方向にもっていくことが大事になります。

その際には、本人が同意していなくても、家族に対して、職場での問題行動や役所（会社）の対応について説明し、理解を求める必要があります。もし、家族との話し合いの中で、酩酊状態で、家庭内で暴力を振るっていることがわかれば、家族には、ためらわずに警察に相談するよう勧めてください。

お酒に関することで職場で問題行動を起こしている場合は、家庭でも

問題行動を起こしていることが多いので、家族には、お酒を止めさせるために、我慢せず、警察に相談したりすることも大事であることを理解してもらいましょう。

　お酒で問題行動を起こす職員の場合は、病気のせいで、お酒を飲む理由を無意識に探したり、優しい性格の人に、「お酒を飲んでも仕方がない」と言ってもらったりすることを求めますので、当該職員の親族・友人に、「お酒を飲んではいけない」体調であることを説明して、絶対に、「お酒を飲んでも仕方がない」と本人に言わないよう、足並みを揃える必要があります。

**Q33** 休職している職員の主治医が、職場と連絡を取らないように言っているため、上司から必要な連絡をしても一切返事がなく困っています。この場合、どう対応したらよいのでしょうか？

## 休職中の職員と連絡が取れなくなったら

　主治医によっては、職場との接触が病状を悪化させると考え、休職中の職員に対して、職場と一切連絡を取らないよう指示するケースがあります。

　確かに治療上の観点から、休職中の職員と職場との接触は必要以上に行うべきではありませんが、役所又は会社の就業規則や復職支援制度で規定された各種の書類手続きなど、最低限必要な連絡事項があることも事実です。そのような連絡がスムーズに行えないと、休業・休職の手続きや傷病手当金の支給等が滞り、逆に、本人に不利益を生じさせてしまうことにもなりかねません。

　基本的に、主治医は職場の手続きを把握していません。主治医は、患者との信頼関係を重視しますので、患者である職員が、主治医へ職場の

関係者と会うだけで、体調が悪くなるようなことを言えば、本人の利益を最大限に考えて、職場と一切連絡しないよう、連絡（メールや電話など）があっても、それに応答しないよう指示することは、よくあることです。そのことは、管理職や人事担当者、健康管理担当者は、主治医の立場をよく理解しておく必要があります。

では、実際にこのような事態が起こってしまった場合の具体的な対処法を見ていくことにしましょう。

## 家族や身元保証人の連絡先を予め確認しておく

まず、休職中の職員に家族がいる場合には、家族を窓口として連絡事項を伝える方法があります。このような場合に備え、できれば休職に入る段階で、家族にも職場の復職支援の仕組みを説明しておくことが望ましいでしょう。また、家族や身元保証人の連絡先も、予め本人に確認しておくようにしてください。家族へ連絡する場合には、「連絡したいことがあるので」と言うのではなく、「じっくり職員が療養してもらうために、必要な書類手続きがあります。それについて、本人へ説明したかったが、主治医から、本人と職場で連絡を取らないよう言われているので、ご家族へ連絡しました」と丁寧に、また具体的に言いましょう。

家族への連絡と同時に、主治医に対しては、職場の休職制度や休職に必要な書類手続きについて説明するようにしてください。この際、休職している職員に、それらの書類手続きについて「主治医に説明させてほしい」と伝えてください。主治医へ説明する際には、文書で連絡を行うことが好ましいでしょう。主治医は、職場の手続きについては全く知らないので、「これぐらいのことは知っているでしょう」というような書き方はせず、丁寧に、休業・休職制度と、それに必要な書類手続きをするために本人とどういう理由で会って、何を確認する必要があるかということを説明してください。できれば、健康管理担当者（産業医・健康

第4章　メンタル疾患で通院・休職している職員の管理

管理医または保健師）から、主治医へ文書で説明した方が主治医としては受け止めやすいです。

　家族または身元保証人を窓口にして、連絡が取れる場合には、家族または身元保証人を通して、当該職員には、「じっくり身体を治して、主治医から職場と連絡が取れることが許可されるまで、無理に職場へ連絡しないでよい、安心して自宅療養してください」と伝えましょう。

　休職者の家族や身元保証人を通じて連絡ができない場合にも、同様に主治医に職場との連絡の必要性を伝え、本人との連絡方法を取り決めていくようにしてください。本人には、「主治医へ説明させてほしい」とだけ言うのではなく、「仕事を休んで療養するために、職場で必要な書類手続きがあります。その手続きのためには、最低限、○○のために、あなたと連絡を取る必要があります。そのことについて、主治医へ説明させてほしい」と、できるだけ具体的に話すようにしてください。

　また、職場に健康管理担当者（産業医・健康管理医、または、保健師）がいる場合には、健康管理担当者から主治医宛に手紙を書いてもらい、休業・休職制度の手続きで、本人と連絡を取る必要があることを説明し、職場と連絡を取らないよう指示している理由を問い合わせるのもよいでしょう。主治医へ職場と連絡を取らないよう指示している理由を聞く場合には、「職員から、職場と連絡を取らないよう、主治医から指導されているとうかがっていますが、差し支えない程度で、その理由について教えてもらえないでしょうか。職場としては、職員が体調改善に必要なことは、できるだけ協力したいと思っています」というように書いた方がよいでしょう。

　なお、有期雇用契約の職員で、契約終了時期が差し迫っている場合などは、必要連絡事項を配達記録証明で、当該職員宛へ郵送する方法もあります。もちろん、有期雇用契約で、○月○日に雇用契約が終了してしまう事実については、主治医へ連絡した方がよいです。ただし、雇用契

約が終了する前に、復職を急がせることはしないよう、職場としては、じっくり身体を治すことを願っていることも、付け加えて連絡した方がよいでしょう。

実際に連絡が必要となったときになって、はじめて質問ケースのような事情が発覚してしまうと、特に緊急を要する場合などは、かなりの混乱を招く恐れがあります。そうならないためにも、予め主治医や当該職員の家族と連絡体制を確立しておくことは非常に重要であるといえます。

**Q34** 休職中の一人暮らしの職員と定期的に連絡を取っていたのですが、突然、まったく連絡が取れなくなり、心配しています。この場合、どのように対応したらよいのでしょうか？

## 一人暮らしの職員と連絡が取れなくなったら

うつ病などで休職している場合、休職している職員と月1回程度、連絡を取っていたのに、ある日、突然、音信不通になってしまうということが、まれに起こります。メンタル疾患では、体調に波があり、気分が不安定になって、連絡が取れなくなってしまうことがあり得ます。

この場合、管理職として、一番心配になっているのは、家で倒れたり、ケガをしたりしていないか、最悪の場合、自殺や失踪などをしていないか、ということです。

当該職員が家族と同居している場合には、家族へ連絡して、無事を確認することも可能ですが、一人暮らしだった場合にはそうもいきません。

このような事態が発生したときには、本人が家族と同居していない場合でも、まずは家族または身元保証人に連絡し、本人の安否を確認するようにしてください。そして、万が一、休職中の職員の居場所がわからない場合は、家族から警察へ捜索願を提出してもらうことになります。

家族や身元保証人とすぐに連絡が取れない場合や、安否の確認が取れ

ない場合には、管理職が人事担当者(または、健康管理担当者)と相談して、直接、休職者の自宅に出向いて、安否を確認する必要があります。この際、いざというときのために、2名で出かけることをお勧めします。万が一、本人の生命にかかわるような場合、1人では、混乱して迅速な対応ができなくなる恐れがあります。

　自宅で本人と会うことができ、無事が確認できたならば、連絡が取れなくなった経緯を聞くようにしましょう。このとき、連絡が取れなくなったことについて、本人を責めるようなことはしないでください。

　また、自宅へ行っても本人と会えなかった場合には、「連絡が取れなくなり、心配しています。手紙でもかまわないので、連絡をお願いします」と、手紙かメモをポストに入れていくようにしてください。

　また、後日になって家族と連絡がついた場合は、連絡が取れなくなるまでの経緯を説明した上で、本人の体調を確認してもらい、家族から職場へ連絡してもらうようお願いしましょう。

## どうしても連絡が取れない場合は、警察への通報も視野に

　万が一、手紙やメモをポストに入れても、休職中の職員から連絡が来ない、しかも、当該職員の家族や身元保証人とも連絡が取れない場合は、人事担当者と相談のうえ、再度、当該職員の自宅へ出かけることになります。もし、自宅に着いて、いくらチャイムを鳴らしても、当該職員が出てこない場合は、その場で、躊躇なく警察へ電話して、事情を話し警察に依頼して、警察から当該職員の安否を確認してもらいます。

　もし、警察から大家さんに依頼して、当該職員の自宅の鍵を開けてもらった場合は、警察に自宅へ入ってもらい、当該職員の安否を確認してもらいましょう。くれぐれも、焦って、警察よりも、先に自宅へ入らないようお願いします。万が一、ケガをしていたり、体調が悪くて寝込んでいたり、自分で自分を傷つけているようであれば、警察と相談して、

必要な措置をとってください。もちろん、その場合は、本人の同意なしでも家族や身元保証人へ連絡することは大事です。
　このようなケースは、対応のスピードによって生命に関わるような事態にも発展しかねません。人事担当者や健康管理担当者と相談して、手順を整理し、迅速に対応できる体制を整えておきましょう。

**Q35** 上司が休職中の職員の体調を確認するときには、どれくらいの間隔で会えばよいのでしょうか？　また、その際には、職員の自宅まで行ったほうがよいのでしょうか？

## 休職中の職員との面談の頻度

　休職中の職員と直接会う頻度は、月1回程度の頻度が妥当です。本人の負担を少なくするためにも、当該職員が診断書を職場へ提出する時や傷病手当金申請書を職場へ提出する機会に、職場にて面談を行うのがよいでしょう。
　ただし、本人の体調が優れず、安全に外出ができないような場合には、無理せずに、当該職員と連絡を取ることは控えた方がよいと思います。当該職員から連絡があった時には、2〜3分程度、電話で様子を聞く程度に留めるようにしましょう。特に、休職したばかりは、このまま職場を休むと、もう復職できないかもしれないと、不安に駆られて、上司から依頼もしていないのに、当該職員本人から、「大丈夫です」「元気です」と連絡があるかもしれませんが、その言葉を真に受けないで、「体調はわかりました。じっくり身体を治してください」とだけ伝えましょう。
　もし、主治医から、当該職員が職場へ連絡することを控えるよう言われている場合は、主治医の許可がでたら、職場へ連絡をしてください、と伝えるようにしてください。ただ、休職制度上、必要な諸手続きをと

第4章　メンタル疾患で通院・休職している職員の管理

るために必要な連絡事項を伝えたい場合は、手紙で、その旨を具体的に説明して、どのように連絡したらよいのかを聞くようにしましょう。主治医は、職場の休業・休職制度に必要な諸手続きについて、よく理解していませんので、そのことを、できれば、健康管理担当者から主治医へ手紙で連絡した方がよいです。

　当該職員が家族と同居している場合、または、当該職員の家族に対して職場から連絡が取れる場合は、家族を介して、必要な連絡事項を伝える方がよいでしょう。

　上司の中には、長く休職していると、仕事のカンを忘れてしまうのではないか、と心配して、休職中に課題を当該職員へ与えた方がよいのではないか、と善意で誤解する人もいます。当該職員へ課題を与えるということは、業務を与えることになりますので、休職している職員にとっては、自宅にいても、頭の中は仕事モードで休んでいないことになりますので、そういうことは絶対にしないようお願いします。

　また、休職する職員が一人暮らしの場合、休職中に何か問題があるのが心配だからと言って、毎週1回、上司へ体調について報告させるようにするのも、報告の頻度が高く、自宅療養中の職員にとっては負担になります。基本的には、自宅療養中は、職員自らが、自分自身の体調を自分で管理することですから、上司が心配して、毎週のように、報告させることはやりすぎです。

　そして休職中の職員から依頼もされていないのに、また、人事担当者と相談しないで、休職中の職員の自宅を訪ねるようなことは、決してしないでください。たとえ、上司が当該職員に対して、業務に関する話などを一切しなかったとしても、上司という存在自体が、仕事を連想させてしまいますし、本人に気を遣わせることにもなります。それによって、「上司が自宅までわざわざ来たのだから、早く復職するよう思っていないだろうか」と、本人は余計なプレッシャーを感じてしまい、じっくり

自宅療養できなくなる危険性があります。

## 面談はプライバシーが守れる場所で短時間にする

　休職中の職員と直接会う場合には、十分にプライバシーが確保できる場所を選び、面談時間は10〜30分程度としてください。面談が終わったら、当該職員が気を使って、職場の同僚へ挨拶に出かけるようなことはさせずに、職場へ寄らず、そのまま帰宅するよう話してください。もし、職場へ出かけて同僚に挨拶するようなことをすれば、素人から見れば、元気そうに見えますから、善意で「いつから職場に戻れるの？」ということを言われたり、「元気そうなので、今度、飲み会をするから来ませんか？」と言われたりして、本人が落ち着いて自宅療養することができなくなる危険性があります。

　最近は、職場の同僚の中には、メールやSNSで、善意で飲み会や集まりに誘う人がいますので、くれぐれも、休職中の職員に対して、誘いのメールや、「早く病気を治してください」という励ましのメールを送らないよう、注意をお願いします。その際、注意をする際に、職場全員へ、「○○さんは、うつ病で休んでいるので」と病名を公表するようなことは、絶対にしないようお願いします。「体調を崩して休んでいるので」と話せば大丈夫です。管理職や人事担当者、健康管理担当者同士が、必要な情報を共有することは、職員の安全配慮上大切ですが、職場の皆に、病名を伝えることは、安全配慮ではなく、プライバシーの侵害に当たりますので、注意するようにしてください。

　休職中の職員の体調が落ち着いて、生活のリズムも安定しているようであれば、当該職員の体調を正確に把握するために、人事担当者または健康管理担当者と相談の上、当該職員へ生活記録表（図表6）をつけてもらうこともよいと思います。生活記録表は、睡眠時間や食事・入浴の時間、テレビを見たり、散歩したりした時間など、日々の過ごし方を手

## 第4章　メンタル疾患で通院・休職している職員の管理

### 図表6　生活記録表

書きで、おおまかに記入させる程度のもので十分です。正確さを期すためにパソコンを使ったり、色付きペンで色分けして書いたりさせないようにしてください。細かいことに気をつかうことは、かえって病状の回復を遅らせてしまう危険性があります。

　なお、生活記録表の活用を始める際には、主治医の意見を確認するために情報提供を受ける旨を本人に伝え、本人から主治医に対して情報提供依頼書を提出してもらうようにしてください。

　生活記録表は、その後の面談の際に持参してもらい、本人の健康状態の把握に役立てていきます。月曜日から金曜日に、何時に寝て、何時に起床しているのか、午前と午後に1時間程度散歩しているのか等を生活記録表で確認するとよいでしょう。そして、当該職員がつけた生活記録表を、主治医へ見せる旨を話しておきましょう。

## Q36 精神科の病院で、職場復帰プログラム（リワークプログラムまたはリワークデイケア）を実施しているところがありますが、そこではどのようなことを行っているのでしょうか？復職する前に、病院の職場復帰プログラムを利用するメリットとデメリットを教えてください。

## 職場復帰プログラムのメリットとデメリット

　メンタル疾患で休職する職員の中には、復職後に病状が悪化し、再び休職となる方も少なくありません。こうした再休職のリスクを軽減し、自宅療養から職場復帰へのスムーズな移行を促すために生まれてきたのが、職場復帰（リワーク）プログラムです。職場復帰プログラムは、病院によっては、精神科デイケア、復職デイケア、リワークデイケアとも呼ばれることがあります。

　リワークプログラムは、歴史的にはまだ浅く、平成9年にＮＴＴ東日本関東病院精神神経科で行われた、職場復帰支援プログラムが始まりと

第4章　メンタル疾患で通院・休職している職員の管理

いわれています。その後、いくつもの医療機関でリワークプログラムが行われるようになり、平成20年にリワークプログラムを行う医療機関が集まって、日本リワーク研究会を立ち上げられました。リワークプログラムは、うつ病やうつ状態などの気分障害の病気に焦点を当てて病状を回復させ、働ける状態まで回復していることを確認する、治療の一環で行うものです。ここ数年で、精神科や心療内科の病院の中には、リワークプログラムを実施する施設が増えています。

　リワークプログラムは、主に、うつ病、うつ状態、双極性感情障害などの気分障害というメンタル疾患にかかって働けなくなり休職した患者向けに、①病状を回復・安定させること、②復職準備性（復職させても再休職せず安全に仕事ができる病気の回復度）を向上させること、③再発防止のためにセルフケア能力を向上させること、の3点を目的とするリハビリテーションです。

　上記の目的を可能にするために必要とされる要素としては、①通勤を模倣して定期的に通所できる場所、②厳しめのルールのもとで空間的・時間的に拘束させる枠組み・日課、③一定のノルマがある作業プログラム、④集団を中心とした心理社会教育プログラムがあります。

　多くのリワークプログラムでは、職場の枠組みと似せて、毎週月曜日から金曜日の週5日、1日6時間前後、時間帯として朝9時から午後4時までを中心に構成されていることが多いです。なお、このようなリワークプログラムをもつ医療機関は、日本うつ病リワーク研究会のHPに掲載されています。日本うつ病リワーク研究会の会員になっていない医療機関でも、リワークプログラムを行っている医療機関があります。

　多くの場合、休職している職員で、生活リズムが安定しており、日中昼寝をすることなく、気分も落ち着いている状態になると、リワークプログラムに通うことを、リワークプログラムを行っている医療機関から許可されて、週1日から、体調をみながら、週5日へ少しずつ増やして

いきます。

　医療機関だけでなく、各都道府県にある障害者職業センターでも、職場復帰支援プログラムが行われていますが、この支援策は雇用保険対象事業所に勤めている人が対象となりますので公務員の方は制度上、このプログラムは利用することはできません。ですから、医療機関のリワークプログラムを利用することになります。

　リワークプログラムの最大のメリットは、以前は試し勤務を行うことで、初めて職場復帰ができるかどうかを判断していましたが、試し勤務をする前の段階で、安全に職場復帰できるかを主治医の管理のもと確認できることです。また、多くのリワークプログラムでは、再発防止のための心理社会的教育プログラム（認知行動療法やセルフモニタリングなど）を行ってくれますので、それだけ復職後の再休職のリスクを下げることができ、管理職としては安心です。

　その一方、困ったこととしては、リワークプログラムは歴史的にまだ浅いために全ての精神科（心療内科）の病院で行われるところまで至っておらず、地域によっては、リワークプログラムの順番待ちで、2〜3か月も待たざるを得ないところもありますし、リワークプログラムを行っている病院がない地域もあります。

　また、リワークプログラムの内容については、標準化リワークプログラム評価シートというものがあり、そこで、①出席率、②眠気・疲労（リワークプログラムのスタッフの観察を基に判定する）、③集中の持続（リワークプログラムのスタッフの観察を基に判定する）、④他のメンバーやスタッフとの会話（ある人には自ら話しかけるが別な人から話しかけられても返事をしない、というような言動のばらつきがないか）、⑤協調性（ルールを遵守できるか、集団の課題を理解して活動に参加できるか、自分勝手とスタッフが判断するような行動をとらないか）、⑥適切な自己主張（自分の考えや気持ちを、相手を尊重した表現で主張で

## 第4章　メンタル疾患で通院・休職している職員の管理

きるか、考えや気持ちを表現できても、適切に断ることができるか）、⑦不快な行為（攻撃的な自己主張、強い非難、大声、長い話など、相手に不快な気持ちを抱かせる言動がないか）、⑧役割行動（メンバーの中で、自分の役割を認識し、それに応じた行動ができるか）、⑨対処行動（プログラム全体の対応について、自分では判断できない状況で、どのような対処行動がとれるか）、⑩気持ちの安定（不安・焦燥・怒りなどの気持ちの不安定さのために、離席・退出・プログラムへの参加に滞りがあるか）、⑪積極性・意欲（新しい課題や目標に取り組もうとするか、現在の課題や目標に取り組めていないか）、⑫他のメンバーやスタッフからの注意や指摘への反応（他のメンバーやスタッフからの注意や指摘を理解し、自ら内省し、行動を変容しているか）という項目で、リワークプログラム参加者を評価することになっています。

　しかしながら、医療機関の人員と施設の大きさによっては、そこまで、リワークプログラム参加者の評価がうまくできていないところもあります。できれば、リワークプログラムを利用する際には、人事担当者や管理職は、医療機関に事情を話して、リワークプログラムの様子を見学させてもらうことをお勧めします。

　著者の意見としては、リワークプログラムを行う医療機関と、投薬治療を受けている医療機関が別々であることよりも、同じ方がよいと思います。

　休職している職員の中には、リワークプログラムに参加することを拒む場合もありますので、その場合、当該職員へどう対応するのかを決めておく必要があります。もし、休職中の職員が復職する前に、リワークプログラムに参加することを勧めるのであれば、復職支援制度の一環として、当該職員とその家族へ、事前に説明しておく必要があります。

　リワークプログラムを行っている精神科（心療内科）の病院でも、どうしても患者との信頼関係を重視していますので、リワークプログラム

を参加している間の評価が低いとしても、主治医やリワークプログラムのスタッフから、職場復帰が困難とは言えない立場であることは、人事担当者や管理職、健康管理担当者は、よく理解しておく必要があります。

また、リワークプログラムで行う課題は、復職先の作業内容を勘案しているわけではありません。ですから、復職先の業務内容が、有害業務や危険作業、窓口対応業務、利害が対立している関係者の意見調整を伴うものであれば、その点については、リワークプログラムでも評価できませんので、それについても、人事担当者や管理職、健康管理担当者は、よく理解しておく必要があります。

## Q37 職員から相談があり、家族に「うつ」の人がいて、その世話が大変で困っていると打ち明けられました。上司として、何かよいアドバイスがあるでしょうか？

### 家族に「うつ」の人がいる職員への対応

まずは、上司が、家族のことで悩んでいる職員の話をじっくり聞いてあげることが大切です。大変な状況にある場合、1番困っていることは何か、解決すべき問題の中で優先すべものは何か、ということを、本人も分からなくなっていることが多いからです。人は話すことによって、自らの考えを整理することができるものです。話を聞く際には、1時間程度、時間をとるようにしましょう。

ただし、感情的に巻き込まれないように注意してください。そのためには、職員の話の内容をそのまま鵜呑みにせず、事実と感情とを分けて、話を聞くことが大事です。病気になった家族の世話で、職員自身は疲労困憊状態で、できることを精一杯行い、これ以上何もできない状態に陥っているかもしれませんので、安易にアドバイスをしないことが大切です。

## 第4章　メンタル疾患で通院・休職している職員の管理

　じっくり話を聞いて、もし、時間が足りないようであれば、「大変な状況であることはわかりました。私から何を話してよいか、正直、言葉が見つかりません。残念ながら、今日は、この後、他の用事が入っているので、この話の続きは、後日聞かせてくれますか」と言いましょう。

　職員の話を聞いても、かえって、聞いている上司自身が体調を崩しそうであれば、無理をして、職員の話を聞こうとしないで、人事担当者や健康管理担当者、関係する部署に連絡をして、適切な窓口を紹介した方がよいです。その際には、「あなたの状況が大変なことがわかりました。しかし残念ながら私から、何を話してよいか言葉が見つかりません。私の知り合いに聞いたら、○○という部署で家族の相談を受けてくれるそうなので、私から事情を話しておくから、そこへ相談してみてはどうかな」と言ってみてください。

　家族に「うつ」の人がいる職員は、主治医から、「病気を理解してください」「励ましてはいけません」などと言われて、病気の人に何を言ってよいかわからず、ただ優しく接しないといけない、また目を離してはいけないので、自分の用事を差しおいて、極力、病人の近くにいないといけないと思っていることが多いです。しかし、そうしても、なかなか病人の病状は改善せず、困り果てていることがほとんどです。

　本当は、病人に話す場合には、「私は、月曜日の朝、ゴミ出しを手伝ってもらえるとありがたいと思っています。あなたはどう思いますか」と、「私は」と主語をつけて話すと、聞いている相手には、ストレスに感じません。また、どうして病気になる前に体調を崩すサインを見つけられなかったのだろうと、自分自身を責めたり、なぜ病気になったのかと、理由を探したりしないことも大事です。

　主治医の指示に従い、処方された薬を内服し、きちんと通院している場合は、目を離しても安全ですので、世話をしている家族が、病人を一時的に留守番させることは問題ありません。毎週○曜日の○時に、いつ

も、友人と喫茶店で雑談をしているというような用事があれば、本人には、そのことを話して、家族は出かけても構いません。残念ながら、こういうことをアドバイスしてくれるところはあまりないのが現実です。

## 家族に「うつ」の人がいる職員のメンタルヘルスにも注意

　家族に「うつ」の人がいて、その世話で疲れている職員は、業務で無理をするだけの体力はありませんので、極力、残業をさせないようにし、業務内容も可能な範囲で負担の少ないものに変更した方がよいと思います。もし、当該職員にメンタルヘルス不調のサインが認められたら、声をかけて、人事担当者または健康管理担当者と面談してもらい、適切な病院を紹介して受診するよう対応願います。

　「うつ」の家族が通院していても、体調が悪い時は、自分自身の体調を正確に主治医へ伝えられていない危険性があります。その時には、家族である職員が通院に付き添って、家庭での様子を伝えることも有用です。そうした場合には、有給休暇や介護休暇を取得しやすいよう配慮してあげるとよいでしょう。

　例えば、病院へ行きたがらない、といった状態であれば、当該家族の居住地域を管轄する保健所または保健センター、精神保健福祉センターへ相談することを紹介することもよいと思います。

　もし、自殺しようとほのめかす、実際に自殺しようとする行為がみられるのであれば、迷わず警察に連絡して警察の生活安全課へ相談することが必要であることも基礎知識として紹介することもよいと思います。

第4章　メンタル疾患で通院・休職している職員の管理

## Q38
部下から相談があり、高齢の親が認知症になり、その介護で自宅に戻っても休養が取れず、困っていると打ち明けられました。上司として、何かよいアドバイスがあるでしょうか？

## 親の介護で体調を崩す職員へのケア

　最近は、親の介護で体調を崩す人も多くなってきています。

　部下から親の介護について相談を受けたら、介護保険等のサービスを利用しているのか、確認してみましょう。

　介護保険のサービスを受けるには、まず自治体で行っている介護認定を受ける必要があります。認定された介護度によって、受けられるサービスの限度額が決まっていますので、その中で、どのサービスを組み合わせるか、計画を立てて実際にサービスを利用する、という流れになっています。

　介護についての相談する上で、いちばん頼りになるのは、在宅介護全般について相談にのってもらえる「地域包括支援センター」「居宅介護支援事業所」です。市町村ごとにいくつか拠点があるので確認してください。

　介護認定は受けるまでには、おおむね1〜2か月かかってしまいます。急に状態が悪くなり、何らかのサービスを受けたい場合は、認定前でもサービスを利用することができます。その場合も、どのサービスを利用するか計画をたてて市町村に届け出る必要がありますので、まずは、上記の「地域包括支援センター」「居宅介護支援事業所」に相談するとよいでしょう。

　また、要介護認定において「非該当」と認定された方でも、市区町村が行っている地域支援事業などにより、生活機能を維持するためのサービスや生活支援サービスが利用できる場合があります。その場合の窓口は、地域包括支援センターとなります。

そして職員自身が介護の疲れから体調不良を訴えている場合は、健康管理担当者へ相談に行き、自分自身の体調についても相談するよう勧めるとよいでしょう。そして介護休暇等の制度が利用できるのであれば、その情報についても提供してあげるとよいでしょう。

　著者の経験では、認知症の親から介護保険を使いたくない、ヘルパーの世話にならないということを言われて、介護を家族で抱え込んで疲れ果てていることが結構あります。認知症の方は、冷静な思考力や判断力が低下しているため、その時に感じたことをそのまま口走っているので、それを本当に親が望んでいることだと考えずに、「地域包括支援センター」へ相談することが大切であることも、基礎知識として紹介することもよいと思います。今まで育ててくれた親だから、親の希望に沿うようにした方がよい、と安易なアドバイスはしないでください。

　認知症の親を介護している家族は、認知症の親の言動を理解できず、悩んで苦しんでいることが多いものです。どうしても元気なころの親と比較してしまい、認知症の親の振る舞いを正そうとして、それができずに困っていることが多いのです。認知症の親を介護している家族は、家族で介護を抱え込むことは危険です。公益社団法人「認知症の人と家族の会」のような自助グループで、介護で困っていることを共有しあうことも大事なことです。

　認知症には、9大法則（①認知症はごく最近の記憶から失われていく、②認知症の症状は、身近な人に対してより強く出る、③自分にとって不利なことは認めない傾向がある、④症状が進行しても、しっかりした部分は残っている、⑤出来事は忘れても感情は残る、⑥1つのことにこだわりが強くなる、⑦強い反応をすると、相手からも強い反応が返ってくる、⑧相手の立場に立てば、たいていのことは理解できる、⑨認知症の人の老化のスピードは速い）があります。

　親の介護をしている職員は、かなり疲れている危険性がありますので、

第4章 メンタル疾患で通院・休職している職員の管理

話を聞くことも必要ですが、業務内容は負担の少ないものに変更できるようであれば、出来る限り配慮し、残業についても、できるだけ控えるよう配慮した方がよいでしょう。

## Q39
休職中の部下と定期的に連絡を取っているのですが、ある日、メールの文中に「死にたい」「遠くへ行きたい」と書かれていました。この場合、どのように対応したらよいのでしょうか？

## 休職中の部下のメールに「死にたい」と書かれていたら

　メンタル疾患の患者の中には「死にたい」などと、口にしたり、書き記したりするような行動が見られることがあります。これは、悩みから逃れたいという気持ちの表れであり、その手段として、自殺という選択も考え始めているサインであると考えられます。

　しばしば「『死にたい』と言う人は、実際には自殺したりしない」という言説を耳にすることもありますが、安易にそのように解釈して放置してしまうのはよくありません。本人の言葉を自殺のサインとして真摯に受け止め、慎重に対応していくことが求められます。

　まずは、メールの文中に「死にたい」「遠くへ行きたい」という自殺を思わせる表現があれば、それを、速やかに、人事担当者と健康管理担当者へ報告し、当該職員の家族または身元保証人へ連絡する必要があります。この場合は、個人情報保護法第23条の「人の生命、身体又は財産の保護のために必要がある場合であって、本人の同意を得ることが困難であるとき」に該当しますので、本人の同意を得ずに、第三者へ連絡することに問題はありません。

　連絡がついたら、メールの文中に「死にたい」「遠くへ行きたい」という表現があり、大変心配をしていることを伝え、家族または身元保証

人が当該職員と直接会い、話をして、自殺の気持ちがあるのかを聞きます。

　万が一、そういう気持ちがある場合には、ためらわずに警察へ連絡して相談することを進めてください。救急車を呼んでも、職員自身が病院へ行くことを拒めば病院へ連れて行くことができませんので、警察へ連絡することが大事です。また、警察から病院へ診察の依頼をしてもらうと、病院としても患者からクレームが来る危険性が低く、安心して診察を受け入れることができます。警察や病院へ説明する際には、メールの内容を印刷して、見てもらう方がよいと思います。

　自殺する気持ちが多少あるものの、本当に自殺するつもりではない場合は、必ず、死なない約束をします。その翌日、必ず、主治医の診察を受けてもらいます。その時には、できれば、上司または人事担当者、健康管理担当者も同行し、問題になったメールの内容を印刷して持っていくようにしましょう。

　自殺する気持ちがある職員が、家族には心配をかけないように、自殺したいという本当の気持ちを家族へ隠すことがあります。家族が職員本人と話をして、当該職員に自殺する気持ちはないと、家族が言っても、念のため、翌日、主治医の診察を必ず受けてもらうことを勧めます。

　病院へ行く際には、公共交通機関を使わず、タクシーを使うことがベストです。なぜならば、公共交通機関を使う場合、病院へ行く途中で電車へ飛び込む危険性があるからです。万が一、病院へ行く途中で当該職員が電車に飛び込んで自殺してしまうことがあれば、遺族の悲しみは計り知れず、遺族は、管理職個人や職場へクレームを言ってくる危険性があります。その対応に、管理職だけでなく、職場の同僚も、大変な思いをします。そういう悲しいことが起きないように、細心の注意をして対応することが大切です。

　なお、自殺する気持ちがあるかどうかを聞く方法ですが、「メールに、

死にたい、遠くへ行きたいと書いていますが、自分を傷つけたいと思っていますか？」と聞きましょう。もし、「自分を傷つけたいと思うことがあります」と答えたら、「死にたいと思うことがありますか？」と聞きましょう。そして、「はい」と答えたら、「絶対に、死んではいけません。私と、死なないと約束してください」と言ってください。

## 自殺のサインを見逃さない

なお、自殺のサインとしては、「死にたい」「遠くへ行きたい」といった直接的な訴え以外に下記のようなことが挙げられます。該当するような傾向が連絡の際に認められる場合は、上記の対応をとるとともに、速やかに、人事担当者または健康管理担当者へ連絡して、どう対応したらよいかを相談しましょう。

[自殺のサイン]
- 自殺の名所などを下見に行った様子がある
- 思い出の写真や手紙などを急に整理し始める
- 大切な物を人にあげたりしている
- 急に昔の思い出話をしたり、旧知の人の消息を気にしたりする
- 脈絡もなく突然「お世話になりました」などと挨拶をする
- 連絡の時は、いつもは物静かだが、最近は妙に明るく口数が多い

著者の経験では、自殺を考える職員は多くの場合、事前に、サインを表だって出さないことが多いです。

平成20年に実施された内閣府の自殺対策に関する意識調査では、今までに自殺したいと思ったことがあると回答した者の60.4％が、誰にも相談したことがないと回答しています。それぐらい、自殺を考えている人は、誰にも相談しないことは知っておく必要があります。それと、自死

を考える人は、病院を受診したがらない傾向にあります。病院を受診したがらないといって、本人まかせにすることは危険ですから、その際には、警察へ連絡して相談することが大切であることは、基礎知識として理解しておきましょう。

# 第5章

# 職場復帰支援について
## ―復職時・復職後の対応―

第5章　職場復帰支援について　―復職時・復職後の対応―

> **休職した部下の復職をサポート**

　休職中の職員が、復職するに当たっては、職場の復職支援制度に従って対応する必要がありますが、実務上、それがなかなか難しいことがあります。理由としては、精神疾患で休職している場合には、身体の病気のように客観的検査がないために、復職可能と判断しても、復職後、再び体調が悪化し、再度、休職する職員が多いからです。

　管理職としては、再び休職しないよう、しっかり病気を治してから復職してほしいと考えていますが、病気の性質上、客観的基準がない以上、復職の判断が難しく、現場では悩みながら対応している職場が多いと思います。

　ここでは、現実的に、復職時や復職後で、管理職や人事担当者または健康管理担当者が、どのように対応したらよいのかを記します。

**Q40** 休職中の部下から、「復職可能、ただし軽減勤務から始めるのが望ましい」という診断書が出されてきました。その場合、どう対応したらよいのでしょうか？　復職先の職場では窓口業務が多いので、復職して、すぐに窓口業務を担当させることはできるでしょうか？

## 円滑な職場復帰を成功させるポイント

　長期間休職し療養生活を送っていた職員に対し、復職後すぐに休職前と同じ業務の質と量を求めるのには無理があり、いきなり高いハードルを課してしまうと、症状が悪化し再び休職してしまう恐れがあります。

　特に、窓口業務のような対人ストレスを強く感じるような業務は、復職後、当分の間（3か月間から6か月間程度）はさせないほうが望ましいでしょう。

円滑な職場復帰を成功させるポイント

　人事院から、平成20年に、【「円滑な職場復帰及び再発の防止のための受入方針」の改定について】という通知が出されており、その中で、職場復帰に関する手続きや、試し出勤についての説明がされています。

　【「円滑な職場復帰及び再発の防止のための受入方針」の改定について】の中で、職場復帰前の受入方針の検討のところで下記のように記しています。

- 健康管理者は、事前に聴取した療養中の職員の意向を踏まえ、また主治医や管理監督者からの意見聴取後に、健康管理医等（精神科医又は心療内科医等の専門家であることが望ましい）の意見を聴取した上で、受入方針の検討を行う。その際、主治医から得た職員の情報等をもとに、健康管理医等とともに職場として職員の回復状況の判断を行う。
- 健康管理者は、職員自身の状態と職務や職場環境の双方の観点から、受入れに当たり考慮すべき事項について整理を行いつつ、健康管理医等の意見も聴取して、慎重に受入方針の検討を進める。その際、できるだけ職員の了解の下に復帰後の受入方針を定めることは、復帰前の職員の不安、緊張等を和らげるとともに、復帰に対する職員の意欲を高め、復帰後の順調な回復に資することとなる。

　また、健康管理者の役割として、下記のことも記しています。

- 心の健康の問題によって長期間職場を離れている職員が、主治医又は健康管理医等により、職員本人の職場復帰意思があることを前提に復職可能の時期が近いと判断されたときに、受入方針作成の手続きを開始する。主治医又は健康管理医等により職場復帰が可能となる時期が近いとの判断がなされたことを受けて、健康管理医等とともに職員と面談し、職員の職場復帰の時期、職務内容、勤務時間等に関し、受入方針の検討を行う。受入方針の検討は、職員の意向等を踏まえ、また職員の同意を得て主治医の意見

第5章 職場復帰支援について ―復職時・復職後の対応―

> を聴取するほか、管理監督者の意見を聴取し、更に必要に応じ家族の意見を聴取した後に、健康管理医等の意見を聴取して行う。<u>主治医による診断書の判断は、病状の回復の程度をもとにして行われている場合が多く、職務や職場環境については必ずしも十分な理解がなされていない場合がある</u>ため、それが直ちにその職場で求められる職務遂行能力まで回復しているか否かの判断とは限らない場合もある。したがって、主治医からは「職務遂行が可能であるという回復レベル」で職場復帰に関する意見を求めることが望ましい。主治医から得た職員の状態等に関する情報提供を踏まえ、職場として、職員の職務遂行能力の回復状況の判断を行うことが必要となる。なお、職員や家族の希望が含まれていることもあるので、<u>診断書だけで受入方針の決定を行うことのないように留意する。</u>（下線は著者が追加）

　上記の説明の中で、大切な部分は、メンタル疾患で休職している職員の受入方針を決定するのは、人事担当者と管理職であるということは、押さえておく必要があります。いくら、休職している職員が、A職場で○○という業務を希望していても、その職員を希望の職場へ異動させるには、A職場にいる職員を1名異動させることになり、A職場から他の職場へ異動させられる職員の立場も配慮しなければなりません。

　職員一人ひとりには、それぞれ事情を抱えながら、もしかしたら、身体の病気を抱えながら、自分なりに体調管理をして勤務している人もいるのですから、メンタル疾患で休業した職員の都合だけを優先するわけにはいきません。いくら、休職している職員や、その家族、主治医の意見を聞いても、最終的には、人事担当者と管理職が受入方針を決めないといけないのです。

　職場によっては、どうしても、マンパワーに限界があり、復職後2～3か月経ったら、窓口対応業務をしてもらわないといけないところもあると思います。その場合は、率直に、人事担当者が管理職と一緒に休職

している職員とその家族、主治医へ説明する必要があります。

職場復帰に関しては、あくまでも、主導権は、人事担当者が持っていることを忘れないようにお願いします。

もし、復職後にできる業務上の配慮に限界があり、それを休職中の職員や、その家族に説明したところ、それでは、復職しても業務がこなせるか自信がないようであれば、自信がつくまで、休職期間を延長してもらわざるを得ません。

ある調査で、精神科（心療内科）の主治医で、「復職可能と判断する。ただし、軽作業が望ましい。」という内容の診断書を作成したことがあると回答した医師は96.0％であり、「軽作業」の意味について質問したところ、「ケース・バイ・ケースで一般的には決められない」との曖昧な回答が43.8％と最も多く、「早朝出勤・残業などの時間外勤務や超過勤務がない事」が29.0％、「従来業務の50〜60％程度」が24.5％という結果が出ています。

ですから、精神科（心療内科）の主治医に対して、復職前の仕事が、休業前と同じようにできるかどうかの判断を求めること自体、現実的にはできないことを人事担当者や管理職は理解しておく必要があります。

## Q41 復職可能という診断書を提出してきた部下と面談する場合に、上司として、どのようなことに気を付けたらよいのでしょうか？

## 復職の際の面談で気を付けるべきポイント

主治医による「復職可能」の診断書が提出されたからといって、上司が、その場で即復職を許可するようなことは避けてください。診断書を提出してきた職員に対しては、「復職については、人事担当者と相談して決めることになっているので、しばらく待っていてほしい」と伝えて、

第5章　職場復帰支援について　―復職時・復職後の対応―

人事担当者や健康管理担当者へ連絡を入れてください。

　自宅での療養生活が問題なく過ごせるようになったとしても、職場でも同じようにいくとは限りません。主治医は、必ずしも職場での詳しい仕事内容や職場環境のことなどを理解した上で、復職可能の判断をしている訳ではないことを頭に入れておきましょう。

　人事院の【「円滑な職場復帰及び再発の防止のための受入方針」の改定について】という通知の中で、受入方針の決定の部分で下記のように記されています。

> 職場復帰の可否の判断は、基本的には、職員が行うべき職務内容に見合った職務遂行能力がどの程度回復しているかという点を踏まえて行う。職務遂行能力については、病前のレベルまで回復していないこともあるが、その場合でも職場復帰する上で最低限の回復状況に達しているか否かをもとに判断する。職場復帰が可能と判断された場合には、具体的な受入方針を決定する。通常、元の職務遂行能力の状態に戻るまでにはいくつかの段階を設定しながら経過をみていく必要があり、受入方針の決定に当たってはそれぞれの段階に応じた内容や期間等の設定を行う必要がある。職員には、受入方針に基づき着実に職場復帰を進めることが長期的、安定的な職場復帰等につながることを理解させ、職員の希望のみによって受入方針が決定されることのないよう注意する。なお、職場復帰の最終的な決定に当たっては、職員本人の同意を得た上で家族から情報を得ることも効果的な場合がある。（下線は著者が追加）

　復職を許可する前に、まずは、復職可能という診断書を提出してきた職員と、管理職または人事担当者が、直接、面談をする必要があります。面談では、本人の状態を十分に確認することが重要です。できれば、別の日程で、健康管理医（または、産業医）が、当該職員と面談して体調を確認することをお勧めします。

実際の面談では、以下の点に留意して本人の様子を確認していくようにしましょう。体調を見極めるための目安となります。くれぐれも、気分に注目せずに、自宅療養中での生活で、どのような行動をしているのかを中心に聞きましょう。

- 睡眠時間は、毎日6〜9時間とれているか
- その日の体調に合わせて、自分の行動をコントロールしているか
- 休職前にお酒を飲んでいた場合は、お酒を控えているか
- 表情に笑顔がでるかどうか
- 緊張で顔が紅潮したり、涙目になったりしていないか
- 男性の場合、ヒゲや髪型をきちんと整えているか、女性であれば、適度な化粧をしているかなど、身なりに気を配れているか
- 自分がどのような病気でどの程度回復しているのか、本人がしっかり理解しているか
- 本人の中で、再発しないような対策が考えられているか
- 規則正しい生活のリズムが維持できているか
- 朝、本当は起きづらいのに、無理をして目覚ましを数個つけて起きていないか
- 毎日3食、食事がとれているか
- 薬はしっかりと飲んでいるか
- 本人の状態を家族はどのように言っているのか
- 日中、どのようなことをして過ごしているか、昼寝をしていないか
- 自分の健康管理として、休職前に比べて、どのようなことに気を付けて実践しているか

## 復職する前に家族との面談を実施

休職中の職員の体調を十分に確認するためにも、当該職員の家族から

もヒアリングをすることをお勧めします。職員自身から上司へ話していないことで、実は病状を改善するために大切なことが、家族と会って、初めてわかることも多いからです。

当該職員に対しては、「あなたの話から、体調については理解できました。このことは人事課へ報告して、復職については判断されますが、私としては、あなたの体調を詳しく知っておきたいので、ご家族ともお会いしたいと考えています」と話したらよいでしょう。体調が本当の意味で改善し、安定していれば、上司が家族と会うことには抵抗を示すことは少ないはずです。

家族と会う際には、下記の点に注意して聞いてみてください。場合によっては、家族と当該職員との関係がギクシャクしており、職員の家での様子がわからないこともあるかもしれませんが、その場合は無理をして聞かないで、わかる範囲で教えてほしいと伝えてください。

---

・自宅での起床や就寝時間について
・本人と家族で、どんなことが話し合われているのか
・休職中の職員の行動は安定しているか（ある日は、日中ずっと出かけている一方、日中ずっと横になっている日があるか）
・1日3食、食事をしているか
・イライラして家族に対して、声を荒げることがあるか
・暇にまかせて、インターネットやゲーム、スマートフォンなどに熱中していないか
・お酒を毎日飲んでいないか
・家族が注意しても、言うことを聞かないことがあるか

---

## 経済的理由を挙げて復職希望の場合は要注意

著者の経験では、休職中の職員が、これ以上休むと経済的に苦しく

## 経済的理由を挙げて復職希望の場合は要注意

なってしまう、仕事のせいで体調を悪化させた、などと申し出ている場合は、復職できるほど体調が回復していないことが多いものです。

　経済的な理由を挙げて復職可能の診断書を、主治医へ迫っていることも十分考えられますので、その場合は、人事担当者と上司が話し合って、慎重に対応する必要があります。人事担当者と上司が話し合って、これは復職するのは難しいと感じることがあれば、家族や主治医に、直接会って、どういう点が復職するには難しいと感じたのかを説明するようにしましょう。主治医のところへ行く際には、当該職員の同意書をもって、職員と一緒に行かれることをお勧めします。

　主治医は、職場の安全配慮よりも患者との信頼関係を重視しますので、上司が職員に話していない内容を、主治医が知ってしまうと、主治医としては、患者との信頼関係を維持することが難しくなってしまうからです。ですから、主治医の立場も十分理解して対応する必要があります。

　なお、復職する基準として、「他の職員と一緒に、一人前に業務がこなせること」を挙げる人事担当者や管理職がいますが、それは、現実的に、主治医の立場としては受け入れにくいものです。万が一、職場の業務内容や人員の関係で、どうしても、「他の職員と一緒に、一人前に業務がこなせること」を復職の基準にさせる場合は、主治医は、その基準に合わせて判断できませんので、人事担当者と上司が、責任をもって、復職の可否について判断するようにしてください。

　復職する基準としては、具体的に、こういう業務ができること、もしくは、復職後〇か月後にはこういう業務ができるようになること、というように、具体的に示すことをお勧めします。

# 第5章 職場復帰支援について ―復職時・復職後の対応―

**Q42** 復職可能という診断書を提出してきた職員と面談しましたが、どう見ても、仕事ができるようには思えません。この場合は、本人の申し出どおりに復職させないといけないのでしょうか？

## 精神科医でも復職可能の判断は難しい

　上司が、復職可能という診断書を提出してきた職員と、直接、面談して、「この状態で、本当に職場で仕事ができるだろうか」と心配に感じたのであれば、それは、当たらずとも遠からずで、その印象は大切にした方がよいと思います。

　上司が「この職員は、何回も休職と復職を繰り返しているから、今回は、本当によくなっているのか疑わしい」と先入観をもって面談した場合は別ですが、正直、素人目から見た印象は、当たっていることが多いものです。

　Q36のリワークプログラムにおいて、リワーク（職場復帰）プログラム参加者は下記の項目で評価し、体調の回復度合いを確認すると述べました。①出席率、②眠気・疲労（リワークプログラムのスタッフの観察を基に判定する）、③集中の持続（リワークプログラムのスタッフの観察を基に判定する）、④他のメンバーやスタッフとの会話（ある人には自ら話しかけるが別な人から話しかけられても返事をしない、というような言動にばらつきがないか）、⑤協調性（ルールを遵守できるか、集団の課題を理解して活動に参加できるか、自分勝手とスタッフが判断するような行動をとらないか）、⑥適切な自己主張（自分の考えや気持ちを、相手を尊重した表現で主張できるか、考えや気持ちを表現できても、適切に断ることができるか）、⑦不快な行為（攻撃的な自己主張、強い非難、大声、長い話など、相手に不快な気持ちを抱かせる言動がないか）、⑧役割行動（メンバーの中で、自分の役割を認識し、それに応じ

た行動ができるか)、⑨対処行動(プログラム全体の対応について、自分では判断できない状況で、どのような対処行動がとれるか)、⑩気持ちの安定(不安・焦燥・怒りなどの気持ちの不安定さのために、離席・退出・プログラムへの参加に滞りがあるか)、⑪積極性・意欲(新しい課題や目標に取り組もうとするか、現在の課題や目標に取り組めていないか)、⑫他のメンバーやスタッフからの注意や指摘への反応(他のメンバーやスタッフからの注意や指摘を理解し、自ら内省し、行動を変容しているか)、上記の項目全てを、医療関係者ではない上司が確認することは困難ですが、当該職員と直接、面談することで、上記の項目の一部については、確認することは可能です。

　それと、精神科(心療内科)の主治医の立場を理解しておく必要もあります。精神科診療所協会に所属しているクリニックを対象に取ったアンケートでは、精神科の主治医が感じる「うつ病休職者の復職時や復職後に困ること」について、次のような回答結果が出ています。
・復職可能な状態であるかの判断が難しくて迷うことが多い……55.1%
・復職しても短期間で再休職することが多い……52.9%
・不十分な回復状態だが、本人や家族から強い復職の希望があり、対応に困る……49.1%

　上記のように、精神科(心療内科)の現場では、他の診療科(内科や外科、耳鼻咽喉科など)とは違い、客観的な検査がなく、また、職場復帰に関する客観的な基準もないために、精神科(心療内科)の主治医は「復職可能」という診断書を書く際に、迷っていることは事実なのです。

## 復職決定は本人、家族と面談して慎重に

　職場復帰を認めるかどうかは、最終的に、人事担当者と管理職ですから、復職できるか疑わしい際には、診断書の内容を鵜呑みにしないで、

第5章　職場復帰支援について　―復職時・復職後の対応―

復職時期については延期しても問題ないと思います。ただし、当該職員とその家族または身元保証人に対しては、復職に必要な基準については説明し、今回復職を延期することについて十分説明しておく必要があります。

また、産業医（または、健康管理医）とも面談してもらうことも必要です。できれば、主治医に対しても、当該職員の同意書を持って、当該職員と一緒に病院へ行き、復職を延期することについて説明した方が良いと思います。

なお、人事院の【「円滑な職場復帰及び再発の防止のための受入方針」の改定について】という通知の中では触れられていませんが、精神疾患並びに身体の病気で、1か月間以上長期に休業している職員の職場復帰の可否の判断については、人事担当者や上司、健康管理担当者、健康管理医（または、産業医）から構成される職場復帰判定委員会で協議したうえで、最終的に、人事担当者が決定することをお勧めします。

復職を延期することにした場合、当該職員に対しては、リワーク（職場復帰）プログラムを行っている医療機関があれば、そこへ通院することを勧めた方がよいと思います。

**Q43** 休職中の職員から、「仕事のストレスで病気になったので、復職先の職場は、元の職場と違う部署にしてほしい」と希望があったのですが、残念ながら、本人の希望する職場へ異動できません。その場合は、どのように対応したらよいのでしょうか？

## 休職前の職場と復職後の職場

主治医からの診断書に「異動が望ましい」と書いてあったり、本人から異動の希望があったりした場合には、配置転換を検討することも必要になってきます。しかし、現実的には、希望している職場の事情もあり

ます。受け入れる職場の上司としては、十分働けるかどうかわからない状態の職員に来てもらうことには抵抗を示すことは当然ですし、1名受け入れるということは、他の職員を1名異動させることになり、異動させられる職員の立場も尊重しないといけません。ですから、休職中の職員の申し出通り、休職前の職場と違う職場に復職させることは、現実的には、難しいことが多いと思います。

　まずは、なぜ復職先の職場は、元の職場と違う職場を希望しているのか、当該職員とじっくり話を聞くことをお勧めします。単に、仕事がストレスだから、という曖昧な表現ではなく、仕事のどういう部分が自分にとって負担に感じたのか、または、仕事でどういう人と会って話をするのが負担に感じたのかを、具体的に聞くことが大切です。

　また、当該職員に対して、「あなたの要望については、わかりました。こちらとしては、復職に関して、丁寧に判断したいので、家族と会って、話しを聞きたい」と話して、家族とも直接、会って話を聞いてください。家で当該職員が、仕事について何か困ったことを話していなかったか、家族から見て本人のどういう点について気になったか、又は、心配に感じているのか、をよく聞いてほしいと思います。

　話を聞く際には、「家族から見て、〇〇と感じていることはわかりました」と言って、家族の意見に同意していると思われないように、言葉は慎重に選んでください。人情面が先行して、「家族の要望には、できるだけ沿うよう努力したい」と安易には言わないように注意しましょう。上司は、職場にいる職員の安全と健康を守る義務がありますので、体力的に無理な復職を受け入れてしまうと、周囲の職員への負担が増えてしまいますので、そうならないように、安易に当該職員やその家族の要望を受け入れるような発言は慎むようにしてください。

　当然ながら、主治医にも、当該職員の体調や仕事について配慮すべき点についてヒアリングする必要があります。その際には、当該職員の同

意書をもって、当該職員と一緒に病院へ行き話を聞きましょう。職員の前で話しづらいことがあれば、文書にして問い合わせることも、ひとつの方法です。

しかし、精神科（心療内科）の主治医は、職場の安全配慮よりも患者との信頼関係を重視しますので、主治医としては言いたいけれども、患者との信頼関係を崩す危険性のある発言はしませんので、その点は理解しておいた方がよいでしょう。

当該職員やその家族または身元保証人、主治医から意見を聞いたけれども、職員が復職先の職場を元の職場と違うところを希望していることに変わりはなく、上司としても、本人の希望を叶えたいという気持ちはあるが、現実的に、それに応えられない場合は、職場復帰は延期という判断を人事担当者と相談の上決定しても仕方がありません。

その場合も、丁寧に、当該職員やその家族または身元保証人、主治医に対して、そのことを説明した方がよいでしょう。

## Q44 うつ病という診断で休職した職員が復職する際に、一般的には「励ましてはいけない」と言われていますが、職場の同僚がそのようなことをしないように、病名を職場の同僚に伝えてよいのでしょうか？

### 職場で病名を伝えるのは慎重な配慮が必要

原則として、職員の病名を職場の同僚に伝えるようなことはしてはいけません。メンタルヘルスに関わる個人情報は、差別や偏見に繋がる恐れもあるため、慎重に取り扱わなくてはいけません。

人事担当者や管理職、健康管理担当者、産業医（または健康管理医）の中で、適切な情報の共有は安全配慮義務を遂行するために必要なことです。だからといって、職場の同僚に対して、病名を伝えることは許さ

れることではありません。当該職員が言っても構わないとした場合は話してもよいですが、現実的には職場の同僚としても、実際の業務を行う上で、当該職員に対して何に気を付けたらよいのかが具体的にわからないと、病名を聞いても、同僚にとっては、あまり意味がないことが多いものです。職員一人ひとりは担当している業務を遂行することで手一杯ですから、病名よりも、何に気を付けたらよいのかを明確に伝えることが大事なのです。

　著者が以前に経験したケースでは、朝のミーティング時に、管理職が職員たちの前で「〇〇さんはうつ病でずっと休んでいましたが……」と発言しました。しかし、それを聞いていた職員の中に、うつ病で通院していた人がいました。その人は、その上司の発言に憤慨し、私のところへ相談に来て、「この上司は、人の病名をみんなの前で言ってしまうのか！　この人にだけは、どんなことがあっても、絶対に相談しない！」と、泣きながら話したことがありました。上司としては、休職している社員のために良かれと思って話した一言が、実は、他の職員を傷つけることがあることを、よく理解してほしいと思います。

## 励ます言葉の使い方

　よく、「うつ病の人を励ましてはいけない」と、一般的にはいわれていますが、「励ます」というのは、「気合で頑張ってください」「これぐらいの量は、なんとかやり遂げなさい」「これぐらいで、へこんではダメだ」という発言を指します。極端に体育会系の上司がいるところでは、そういう発言があるかもしれませんが、一般的にはそういう発言は、現実的には、少ないと思うのですが、いかがでしょうか。

　うつ病の職員にどう話したらよいか、わからないという問題は、実は、うつ病の職員に対して、上司として、職場として、どういう役割を求めているのかを明確に伝えないことから生じています。復職した以上、職

第5章　職場復帰支援について　―復職時・復職後の対応―

場で求められている最低限の仕事をしてもらう必要がありますが、その際には、うつ病の職員に対しては、「元気です。大丈夫です」ということを声高に言ってもらうことを、上司としては求めているわけではないことは、はっきり伝えましょう。

　体力的に低下している職員が「元気です、大丈夫です」と言っても、上司の立場としては、どういう内容の仕事をどの程度まかせてよいのかを判断することには役に立ちません。それよりも最近の体調が芳しくなければ、それを正直に申告し、担当した業務については、どの部分がどの程度できそうなのか、もし、できないのであれば、どの部分についてサポートしてもらいたいのか、もしくは、担当業務のどの部分を他の職員へ、移管してほしいのかを、言ってもらうことが上司にとって必要なことであることを、明確に伝えることが大切です。

　そういうことを伝えずに、「無理をしないで、コツコツやってください」とだけ話しても、復職した職員は、自分に求められる役割がわからず、自分勝手に元気なころと同じように業務量をこなすことだと考えて、頑張りすぎて再び体調を悪化させる危険性がありますので、そういうことにならないよう、どういう役割を求められているのかを、はっきり上司から伝えましょう。

## Q45　復職した職員に対して、上司から具体的にどのように声をかければよいのでしょうか？

### 復職した職員には具体的な指示が重要

　まず、本人のことを過度に心配しすぎないことが大切です。復職した職員に対して、「大丈夫」を連発して話さないことです。「この前、〇〇という業務を担当してもらったけれど、大丈夫だった？」などと言わないことが大切です。

## 復職した職員には具体的な指示が重要

　復職した職員に対して上司が伝えるべきことは、仕事内容や仕事で求められている課題、締め切りなどについて、具体的に指示することです。例えば、「あなたの仕事は○○です。××さんに報告・連絡・相談しながら、仕事を進めてください」とか、「今は仕事に励むよりも、暦通り出勤して体調を整えることが重要です。与えられた仕事はもの足りないかもしれませんが、体調を整えるための配慮ですから、理解してください」「先週担当してもらった業務についてですが、○○が大事なところなので、その点だけには注意して、それ以外については、○○ぐらいに留めてください」など、理由を明示しながら、当該職員がとるべき行動を具体的に伝えるようにしましょう。

　うつ病の職員の一般的な傾向ですが、本人まかせにしてしまうと、自分の頭の中にある基準に従って、体調がよくなると、それに合わせて、仕事を深掘して、仕事の質や量を増やす傾向がありますので、本人にまかせることはしないで、必ず、報告・連絡・相談をさせながら、求められている業務のレベルについては、具体的に指示するようにしてください。

　業務内容によっては、細かく考えずに、大雑把にしても差し支えないこともありますが、うつ病の職員の場合、ついつい考えすぎて、丁寧にやりすぎる傾向がありますので、その点は注意してほしいと思います。また、自分の頭の中の基準どおりに業務が進まないと、不安になったり緊張したりしやすいので、日報や週報をつけてもらい、それに、担当した業務の進捗状況だけでなく、個人的な感想や自分の疲労具合、睡眠時間なども含めて記入してもらい、それを見ながら、月1回程度、上司が当該職員と面談するのもよいと思います。

　不安や緊張は、ずっと頭の中に入れておくのはよくありません。日報や週報などで書き出したり、それを言葉に出したりして人に話すだけでも、軽減する効果があります。

復職した職員への対応が慎重になりすぎて、仕事上必要な注意や指導をしなくなってしまうのはよくありません。うつ病などは「叱ってはいけない」と言われますが、「叱ること」と「注意すること」は違います。

どのような注意の仕方がよいのかというと、それは「問題となる具体的な行動に注目する」「他人と比較しない」「なぜ、注意・指導するのか、その理由・目的を明示する」といったポイントを押さえた言い方をするということです。

例えば、「○○さん、昨日頼んだ資料作成ですが、この部分が間違っていますので、今日の○時までに訂正して提出してください。指示されたことが正確にこなせるかを確認するために、この仕事を担当してもらっています」という言い方であれば問題ありません。

反対に、「○○さん、昨日頼んだ資料作成ですが、この部分が間違っています。これくらいのことは他の職員はできるんだけど……。もう○年目なんだから。こんな状態だったら、本当に仕事ができるのか心配だなあ。仕事のレベルを上げることなんてできないよ」などと言ってしまうと、言われたほうは「嫌みを言われた」という気持ちになり、関係をこじらせてしまう恐れがあります。

## Q46 「復職した職員を腫れ物扱いしないように」と言われていますが、具体的にどうすればよいのでしょうか？

### 期待している役割を具体的に指示

「腫れ物扱い」とは、具体的にどういうことかというと、例えば、「大丈夫？」などと連発することがこれに当たります。このように神経質なまでに様子を聞いてしまうと、言われたほうは「腫れ物扱いされている」と思ってしまうのです。

また逆に、病状を悪化させてしまうことを恐れて、不自然に距離をと

るような態度もよくありません。「無理しないで、自分のペースで仕事をしていいから」などと言ったきり、上司が何も具体的な指示を与えなかったり、メールでの連絡はしても顔を合わせて話をしなかったり、さらに「おはよう」「お疲れさま」などの挨拶もしないというような距離の取り方はしてはいけません。

　きちんと顔を合わせて、何をすべきか具体的な指示を出さなければ、本人は何をしてよいかわからず、仕事について誰に報告・相談すべきかもわからない状態に置かれてしまいます。

　こうした一連の対応が、本人を孤立させ、病状を悪化させてしまう一因になることを覚えておくべきでしょう。

　結局のところ、「腫れ物扱い」というのは、復職した職員が自分にどんな役割を期待しているのかが「はっきりわからない」という不安から、コミュニケーションが及び腰になり、生じてしまうものです。このような周囲の姿勢は、復職した職員本人にとって「期待している役割を果たしてくれない」という対人ストレスになります。この状態は「役割期待の不一致」と呼ばれ、精神疾患を悪化させる原因となるものです。

　では、「役割期待の不一致」とならないためには、どのように復職した職員への対応を行っていくべきなのでしょうか？

　それはまず、職場でのそれぞれの役割に従って、しっかりとした対応をしていくことです。上司であれば、「任せる業務について具体的に指示を出す」「職場の管理者として、相談に乗る」など、自分の役割を本人に対して明確に示すようにしてください。

　仕事については、何を、いつまでに、どのようなペースで行えばよいのか、疑問点は誰に聞き、報告は誰にあげればよいかなどを具体的に指示し、「不安なことは何でも相談してくれ」「上司が不在の時には、○○さんへ報告・連絡・相談をするように」と、はっきりと言葉で伝えるよ

うにしましょう。

「役割期待の不一致」が起こるのは、適切なコミュニケーションがとれていないことが原因であると言えます。適切なコミュニケーションをとるためには、率直な言葉で考えていることを伝える必要があります。婉曲的な言い回しや、態度・行動で伝えようとするのではなく、当事者同士がしっかりと向き合って真っ直ぐな言葉でコミュニケーションをとるよう心がけましょう。そのようにすることで、互いが期待している役割が明確になり、不一致のない人間関係が築いていけるのです。

## 復職した部下への上司の支援策

以下に、復職した部下の支援のために管理者は具体的にどのような役割を果たしたらよいかを、よくあるケース３つを例にとって記述しておきます。スムーズな対応ができるよう、復職支援プランなどで定めておくとよいでしょう。なお、メンタル疾患の人は体調によって、判断力や記憶力が不安定になっていることがあります。仕事内容や勤務時間、仕事のレベルの上げ方など、復職後の進め方については、本人だけでなく、家族や身元保証人も交えて説明をしておいたほうが、後々、トラブルに発展するリスクを防げるでしょう。

### ◎管理職が行うべき、復職後の部下への対応例

#### ①復職した部下が同じミスを繰り返す

復職した部下が仕事でミスをしたならば、管理職としての役割を認識して、きちんと注意し、改善策を示すことが重要です。うやむやにしたり、「そういうことはしないでください」とだけ言ったりするようなことはしないでください。「○○については、○○と変更してください」と改善策を具体的に指示し、それでも、同じ仕事で同じミスを２～３回

繰り返すようであれば、主治医に手紙を書いて伝え、病状の確認をしましょう。体調が不安定な場合は、ゆっくり休みをとらせることも必要です。

②日報から自信を喪失している様子が窺える
　本人の気分の安定状態を知るためにも、日報や週報を提出させ、その内容に対して上司からの見解を伝えるようにしましょう。例えば、日報に「与えられた仕事が上手くこなせなかった」などと書かれている場合は、具体的に何がどうこなせなかったのかを確認し、「私としては問題のない範囲だと思います」と伝えてあげましょう。

③指示していないのに残業をするようになった
　精神疾患の人の中には、残業をしないよう上司から指示されているにもかかわらず、自分の体力を考慮せずに、決められた時間を過ぎてまで仕事を続けてしまう人がいます。そのようなときには、「今は残業をしないで、与えられた仕事ができるかどうかを試している期間です。今月は、○回、残業していますが、今日から指示したとおりの時間に退社してください。残業をしている場合は、体調をコントロールできていないと判断します」と伝えてください。

　そう言っても残業を続ける場合には、家族や身元保証人に対して指示が守られていないので困っていることを伝えるようにしましょう。
　ちなみに、残業については、睡眠時間を削らないよう気をつけながら、徐々に制限を緩和していくとよいでしょう。体調を崩さずに働き続けるには、少なくとも復職後2年間は7〜9時間の睡眠を確保する必要があります。睡眠時間の確保をはじめ、バランスの取れた食事やアルコールの量などについても、上司または健康管理担当者から本人にアドバイス

し、体調をコントロールするためのフォローをしてあげてください。

**Q47** 職員を復職させたものの、数か月経った頃から、再び休みがちになってきました。本人は「働きながら様子をみたい」と申し出ているのですが、周囲の職員は業務負担の限界にきています。この場合、どうしたらよいのでしょうか？

## 復職した職員をフォローする職員へのケア

　職場で、「本人の様子がおかしい」「どうも、体調が良くなさそうだ」など、上司が気付くことがあれば、まずは人事担当者や健康管理担当者へ情報を提供し、どのように対応したらよいのかを相談するようにしてください。勤務が不安定になるという現象は、メンタルヘルス不調でよく起こるものです。

　上司は、職場で働く職員全員の安全と健康を守る義務があります。たとえ、当該職員が「働きながら、様子をみたい」と申し出ているとしても、どのような対応をするかについては、周囲の同僚の負担など、職場全体の状況を踏まえて、人事担当者や健康管理担当者と相談しながら判断していく必要があります。

　著者の経験では、長期休業した職員が復職した後、原因が不明で勤務が不安定になり、担当していた業務をこなせなくなると、「できるだけ勤務を続けながら様子を見たい、体調を整えたい」と主張するケースが多いです。

　しかしながら、本人の希望どおりに、勤務しながら体調が回復することはとても少なく、それよりも、勤務が不安定な職員のフォローする同僚への負担が増して、同僚の方が体調を崩して、当該職員に対して感情的になって怒り出して、職場の人間関係が悪化してしまうケースも多くあります。

そうなると、単に、当該職員だけの問題ではなく、同僚も含めた職場全体の問題に広がってしまい、その対応に、上司や人事担当者または健康管理担当者が、多くの時間を費やすことになります。

　ですので、勤務が不安定となり、担当した業務がこなせなくなった時点で、勤務状況や職場での状況については、本人の同意を得て、家族または身元保証人、並びに主治医に報告して、上司としては職場の同僚の負担が増していることを伝え、再び休職してもらうよう話した方がよいです。

　家族または身元保証人と直接会えば、当該職員が休職したがらない理由や背景だけでなく、いつ頃から体調が悪くなってきたのか、体調が悪化してきたことに関係する出来事も知ることができ、上司や人事担当者が対応しやすくなります。

　主治医へ相談する際には、本人の同意書を持って、勤務表や職場での状況を紙に書いて具体的に説明する方がよいです。ただ、主治医の立場は、職場の安全配慮よりも、患者との信頼関係を優先しますので、どうしても当該職員が休職したくないと言い張っている場合は、主治医からは当該職員に対して休んだ方がよいとは言えないことが多いことは、あらかじめ理解しておく必要があります。

## 復職後に体調が悪化したら再休職も

　現実的には、当該職員が休みたくないと言い張る場合には、その家族や身元保証人に、職場での勤務状況や出退勤の状況を説明して、家族や身元保証人から職員に対して、しばらく職場を休むよう説得してもらう方がよいでしょう。もちろん、上司や人事担当者または健康管理担当者からも、「身体が大切なので、出勤したい気持ちがわかるけれども、今は休んで、身体を治すことが優先です」と話して説得することも大事です。

どうしても、当該職員が休まないと言い張り、その家族や身元保証人からも休むことに協力が得られない場合は、人事担当者と相談の上、当該職員に対して、人事担当者から業務命令として自宅待機を命じることもあります。その際には、労働法専門の弁護士と、事前に相談されることが大事です。

**Q48** 主治医は「復職可能、ただし、軽減勤務から始めるのが望ましい」という診断書を出していたのですが、産業医は「まだ復職は難しい」と判断しました。復職審査会では、双方の判断を考慮した上で、復職の延期を決定しました。ところが、主治医が「復職の延期を決めたのは人事だから、傷病手当金申請書の証明欄には、主治医として記載することができない」と言ってきました。この場合、どうしたらよいのでしょうか？

## 主治医と産業医の意見が異なった場合には

　復職にあたっては、主治医による「復職可能」の診断書が提出され、さらに、産業医（または、健康管理医）による意見を受けて、人事担当者が管理職と相談の上、復職させるかどうかを最終決定することになります。復職審査会が「復職するには、まだ体調の回復が不十分であり、職場復帰を延長する」と判断することは、問題ではありません。

　質問の「主治医が、傷病手当金申請書の証明欄に記載をすることができない」ということが、問題になっているのですが、現実的には、このようなことはよく起こります。

　精神科（心療内科）の主治医は、職場の安全配慮よりも患者との信頼関係を重視する立場上、休職中の職員が、どうしても復職したいと主張すれば、精神科（心療内科）では客観的な検査がないために、職員の要望に沿う診断書を作成せざるを得ません。または、治療の目標として、

## 主治医と産業医の意見が異なった場合には

患者の気分の安定を重視しますので、患者自身が、気分が安定している、働きたいと言っていれば、精神科（心療内科）の立場からは、これ以上、休職する必要はないという判断にならざるを得ないわけです。

復職審査会で、「復職の延期」を決めることは、精神科（心療内科）の主治医には関係のないことですが、復職審査会の決定に伴い、主治医が傷病手当金申請書の証明欄を書くということは、主治医が復職可能という判断を翻すことであり、治療の責任者として容認できないと思うことも、人事担当者または管理職は、よく理解しておく必要があります。

現実的には、精神科（心療内科）の主治医の体面を傷つけないように注意して、人事担当者または管理者が、当該職員の同意書を持って、当該職員と一緒に病院へ行き、復職延期と判断した理由について説明して、休職している職員の不利益にはならないことを伝えた方がよいでしょう。それでも、主治医が傷病手当金申請書の証明を拒むことがあれば、その対応については、人事担当者が管理職と相談して決めることになります。

民間企業の中には、このような場合に備えて、傷病手当金と同額を会社から支給する救済措置をとっているところもありますが、残念ながら、そういう企業はまだ少ないようです。

こういうことが生じないよう、休職中の職員の体調が回復してきたら、リワーク（職場復帰）プログラムを行っている病院へ変えることを勧める方がよいと思います。または、復職したいと申し出ている職員とその家族または身元保証人に対しては、復職審査会で復職延期と決定が下された際の傷病手当金の取り扱いについて、事前に説明した方がよいでしょう。

人事院の【「円滑な職場復帰及び再発の防止のための受入方針」の改定について】や、厚生労働省の【心の健康問題により休業した労働者の職場復帰支援の手引き】を見ても、役所または企業が、休職中の職員（社員）の復職について、復職延期と判断した場合の傷病手当金の取り

扱いについては言及していないところが課題になっています。

**Q49**　「うつ病」で復職した部下が仕事でミスをした際に、どのように注意したらよいでしょうか。一般的には「叱ってはいけない」といわれているのですが、仕事のミスを黙認するわけにはいきません。

## 復職した部下のミスに対する上司の対応

　長い休職期間を経てようやく戻ってきてくれた部下に再休職してほしくないというのは管理職共通の思いなのではないでしょうか。そして、自分の管理職として注意・指導したことが原因で病気を悪化させたり、結果として休職することになったりしたら、と不安に思うのは当然だと思います。

　うつ病で復職した人の中には、まだうまく職場で仕事することに馴れず、最初はミスをしてしまう人がいることも珍しくありません。しかし、一般的にはうつ病の人は叱ってはいけないといわれていますが、仕事にかかわることですので注意しないわけにはいきません。

　うつ病の人への注意に限らず、相手の気持ちを傷つけずに注意をするというのは難しいものです。健康な人であればそんなに大きく傷つかないだろうという推測のもとに注意や叱責をしているのではないかと思います。でも病気にならないだけで、傷ついている人も、叱り方を不満に思っている人もいるかもしれません。

　では注意しなければいいのかというとそうではありません。ミスが続くことは役所の職員にとって住民の信頼、民間企業では顧客の信頼を失うということに直結する重大な問題です。相手の気持ちや尊厳を傷つけず、注意ができて、相手のミスが減ったらいいと思いませんか。ここでは相手を尊重して注意をするときのポイントを紹介します。

まず、第一段階として自分の伝えたいことは何かを整理します。注意するときについ言いがちな言葉として「もっとまじめにやってほしい」「注意力を高めてがんばれ」などのフレーズを使ったことはありませんか。もちろん希望としては、まじめになってほしいし、もっと注意して作業をしてほしいと思っているでしょうし、それを伝えただけだと思います。

　それでは、この言葉を誰かから言われたとして、具体的にどうしたらいいか思い浮かびますか。「まじめに」とは具体的にどんなことでしょうか。管理者にとっての「まじめ」は時間どおりに仕事を仕上げることかもしれませんが、職員にとってはミスをなくすことかもしれません。単に「まじめにやってほしい」という言葉で管理職が思っているように「まじめ」に動いてくれるかは疑問だと思います。こういう「まじめに」「ちゃんと」「しっかり」などのあいまいな言葉は人によって解釈がさまざまです。

　注意したい内容を言葉にして、このようなあいまいな言葉が含まれていたら要注意です。そのあいまいな言葉を具体的な行動（「期限までに仕上げる」「定時に出勤する」）に変換してください。うつ病などにかかっている人の症状として、思考が混乱しやすいということがあります。あいまいな言葉が指示の中に含まれると、どうしていいかわからず混乱し、なかなか抜け出せなくなってしまいます。日常でも、そして、うつ病の人への指示の時は、特に、あいまいな言葉を使わないことを心がけてください。

　そして、もう1つのポイントとして、実現可能なことにすることも大切です。過去の失敗を過去に戻って取り戻すことはできません。性格も長い時間の中で変わっていくことはあっても、すぐに変えることができることではありません。ミスをしないようにしてほしいのであれば、性格を変えろ、ではなく、それを防ぐためにどう行動すればいいのかまで

ブレイクダウンする必要があります。

例えば「同僚に頼んで二重チェックしてほしい」とか「自分が最終的に確認をしてから発表するように」とか、行動レベルにまで落とし込むことが大切です。

## ミスを注意する際の上司の話し方

言いたいことがまとまったら、いつどこで伝えるかの計画を立てます。特にミスを注意するのであれば、人目のない時間や場所を選んだほうがいいでしょう。復職してきたばかりの人は、特に自分がどう思われているか、どう評価されているかに敏感になっています。他人の目があるところで注意を受けることを大きなストレスと感じる危険性が高いです。人があまりいない会議室やミーティングスペースに来てもらうようにして話をすることがよいでしょう。

場所を設定し、そこに来てもらったら、いよいよ会話のスタートです。このとき自分が今緊張しているとか、きちんと伝えられるか不安だと感じるのであれば、先にそれを口に出してしまうのも１つの方法です。「うまく話せるか不安に感じているのだけれど、大切なことだから聞いてほしい」と、一度口にすることで気分が楽になります。

そして、今日ここに来てもらった目的について話を始めます。

ここで大切なポイントなのですが、いきなりダメだしにならないほうがよいでしょう。まず、復職してからの様子や仕事をしていて難しいことはないかなど話を聞いて、よくやってくれていることをねぎらいます。いきなり否定から入ると脳は「あ、お説教がくる！」と聞く気を半減させてしまいます。

また、せっかくした話が一方的な批判と取られてしまうことにならないように、しっかりやっていることを伝えます。

次に、何が起こったのが具体的な事実を伝えます。これは、いつ、ど

こで、どんなことが発生してどんな不都合があったのか、主観を交えずに伝えることが大切です。「昨日書類の日付を入れないまま発送してしまった」とか「引き継ぎがなかったために担当者が回答できなかった」など具体的に伝えます。ここで、あいまいな言葉が使われると何のことを言われているかわからず混乱してしまうからです。事実を伝えるのと同時に、できれば管理者の自分の感情も伝えます。例えば「とても残念だった」「それはまずいと思う」などです。決して自分以外の第三者がこう言っていたという言葉は使わないようにしてください。これを伝えることで、本人は自分のしたことの重大さを理解することができるのです。そして、その時にどういう状況だったのか、弁明の機会を作ってあげるといいでしょう。

　ここまで話ができたら第1段階で考えた「伝えたいこと」を伝えます。複数の伝えたいことがあったとしても、できれば1個、多くても2個に絞ってください。具体的に、こんな風に今後行動を変えてほしいということを伝え、本人にできそうか確認をします。できそうにないのであれば理由を聞いて、あらためて本人ができそうな行動に変えていきます。

　お互い合意に至ったら、「今日は話を聞いてくれてありがとう」「よろしく頼むね」などあまり長引かせずに話を切り上げます。あまりにも、長くくどくどと言われると、何を言われたのか結果的にわからなくなってしまいます。

　このような手順をいっぺんに覚えるのは難しいですし、すんなりとうまくいく場面ばかりではないと思います。できれば、注意をする前に誰かを相手にこの流れで伝える練習をしてみるようにしてください。相手役をしてくれる人にはこの言い方で伝わったかどうか確認してもらいましょう。こんな言い方をすると伝わりやすいというアドバイスがもらえるかもしれません。

そして、手順とともに注意しなければならない大切な点があります。それは対応を負担に思っていたり、ミスをした人をダメなやつだと見下したりすると必ず相手に伝わるということです。伝える前に自分にそんな気持ちがないか点検してから話を始めてください。

そうすれば、誰も深く傷つける心配なしに、ミスを指摘し改善策をいっしょに考えていくことができると思います。

# 第6章

## 職場全体のメンタルヘルスを向上するために

第6章　職場全体のメンタルヘルスを向上するために

## 職場のモチベーションや生産性を向上させるためのメンタルヘルス

　うつ病などの精神疾患を抱えている部下、または、メンタルヘルス不調と思われる部下に対して、個別に対応することも大事ですが、職場全体のメンタルヘルスを考えることは、健康度を維持・向上させるだけでなく、業務に対するモチベーションや生産性も維持・向上できるようにするための方策として重要な点です。

### Q50　人事評価をメンタルヘルス対策として活用することはできますか？

## 人事評価とメンタルヘルス対策

　メンタルヘルスケアにおいて、ラインケアの重要性が指摘されています。これは、研究に基づくストレス・モデルにおいて、管理職は職員に対して、業務を通じて内省を促すなどの支援を行うことを通じて、仕事上のストレスを和らげる（緩衝要因）役割を果たすことができることがわかったことによります。

　仕事上のストレスを和らげる「社会的支援」には、「情緒的支援」「尊重的支援」「ネットワーク的支援」の3つがあります。「情緒的支援」は、職員が上司から「ケアされている」と感じられる支援、「尊重的支援」は職員から上司に「自分の価値観を認めてもらっている」と感じられる支援、そして「ネットワーク的支援」とは、職員と上司との「コミュニケーションによって集団の一員であるという確信を強めてくれる」支援となります。

　数多くの研究により、いずれの支援も管理職による職員との面談や相談対応などを通じて行われることが明らかとなっており、前述のストレ

ス・モデルでは、ストレスを和らげる要因（緩衝要因）の中核に位置づけられています。

　管理職は、上級職になるほど個別に職員との面談や相談対応などをする機会が相対的に減ると考えられますので、人事評価などの面談は、単に評価だけでなく、支援としての重要な機会として行うことをお勧めします。

　具体的には、面談の冒頭は、「最近は忙しいようだが、体調はどうかな」「職場では、よく活躍してくれて助かっています」などと話し、職員の体調を確認したり、日頃の働きぶりに対してねぎらいの言葉を使ったりすると、言われた職員としては「情緒的支援」や「尊重的支援」を感じることができます。

　人事評価を通じて、職員1人ひとりの職務適性を検討することも大切です。職員1人ひとりの顔が違うように、仕事への適性も職員によって違うことは当たり前です。人との交渉に長けている一方、細かい作業には疎い職員もいるでしょうし、細かい作業に長けている一方、利害調整のために交渉することが苦手な職員もいるでしょう。大事なことは、職員1人ひとりの職務適性に応じた人事異動を行い、職員1人ひとりの長所を伸ばすことが、職場全体のパフォーマンスを向上させることになります。職員の職務適性を同一視して、職務適性を考慮しない人事異動は、メンタルヘルス不調を招く危険性があることは理解しておく必要があります。

　なお、精神疾患で長期に休職した後、復職し、同僚と比べて業務の質や量を軽減した職員の人事評価については、同僚と比較して、厳正に評価することは悪いことではありません。当然ながら、評価としては低いものにならざるを得ませんが、当該職員が、それを受け入れてもらうことも大事です。民間企業によっては、病気によって本来業務をできる状態でない社員の評価については、病弱により評価保留としているとこ

ろもあります。要は、評価できるレベルではないということです。そういう評価の仕方もあることも知っておくとよいと思います。

## Q51 職員のメンタルヘルスケア対策を、どのように優先順位をつけて行った方がよいのでしょうか？

## 復職後は計画的に職務内容を決定していく

　公務員のメンタルヘルス対策については、平成16年3月に、専門家の意見を踏まえた「職員の心の健康づくりのための指針」（平成16年人事院勤務条件局長通知）が発出され、この指針に基づいてメンタルヘルスに関する施策が実施するよう記されています。その指針の一部を抜粋すると下記のようになります。

---

1　指針の目的

①職員の心の健康づくりにおける各省各庁の長（その指示を受けた健康管理者等を含む。）、管理監督者（職場の上司）及び職員本人の役割の重要性並びにこれらの者と職場の同僚、健康管理医、主治医、家族等との協力・連携の必要性を示し、それぞれが自覚を深め、心の健康づくりに積極的に取り組むことを促すこと。

②職員の心の健康づくりのために、各省各庁の長、管理監督者、職員本人等が果たすべき役割等を明確にし、具体的な対応が速やかになされること。

③人事院は各省各庁における心の健康づくりのための取組みを支援すること等を示し、各省各庁と人事院との協力を促進し、心の健康づくりを効果的に行うこと。

2　心の健康づくりの基本的考え方

（1）心の健康づくりのための対策の3分類

　心の健康づくりは、職員の心の状況に応じてなされるべきであり、次の3つの状況に応じてそれぞれ対策を実施することが必要である。

①心の健康の保持増進
②心の不健康な状態への早期対応
③円滑な職場復帰と再発の防止
（２）心の健康づくりの体制
　職員の心の健康づくりは各省各庁の長が責任を持って推進し、人事院はその支援等を行う。
（３）心の健康づくりのための教育
　心の健康づくりのための教育は、すべての職員に対してなされなければならないが、その内容は職員の地位、職種、状況等によって異なってくるものであり、効果的に行うためには、各省各庁の長と人事院とが協力しながら分担して、体系的に実施する必要がある。

## 3　心の健康の保持増進

　心の健康づくりは、心が不健康な状態になった場合にだけ行うのではなく心が健康な状態のときに行うことが必要である。また、それは健康な心が不健康な状態になることを防ぐということだけでは不十分であり、心の健康を増進させるという視点が不可欠である。そして、そのためには、職場におけるストレス要因の軽減・除去や職場以外におけるストレス要因への配慮だけではなく、勤務環境の向上がなされ、更に個々の職員の心身の健康の増進が図られなければならない。また、現在の社会状況においては、ストレスへの対処方法を知るとともに、ストレスに対する耐性を高めることも大切である。

## 4　心の不健康な状態への早期対応

　心が不健康な状態になったときには、治療など専門家による適切な対応を早期に実施することにより、早期の回復を期待できることが多い。より早い回復は、仕事の遂行や同僚との関係等においても、よりよい結果をもたらし、また再発の頻度の可能性を低下させることとなる。心の不健康な状態については、本人自身に自覚がなかったり、自覚はあっても、そのことを隠したり、

## 第6章　職場全体のメンタルヘルスを向上するために

言いだせないでいることも多く、また、本人が受診等を行わないことも多い。このため、早期に対応するためには、本人が日頃から早期対応の重要性を認識するとともに、各省各庁の長、管理監督者、健康管理医、家族等による相互の連携・協力が重要である。

### 5　円滑な職場復帰と再発の防止

職場復帰の時期及び復帰後の職務内容等の受入方針は、円滑な職場復帰及び再発の防止のために適切なものでなければならない。このため、専門の医師により職員の状態及び職務の内容等が正確に把握され、その意見を踏まえ慎重に決定されなければならない。また、療養中の職員は復帰に当たって、不安、緊張が高くなっている等の状況にあることが一般的である。事前に職員の意向を聴取し、できるだけ本人の了解の下に復帰後の受入方針を定め、それを実施することが、復帰前の本人の不安、緊張等を和らげるとともに、復帰に対する本人の意欲を高め、復帰後の順調な回復に資することとなる。また、復帰後は、受入方針を実施しながら、本人の状況に注意し、必要があると判断される場合は、当初の受入方針等を変更していくことが、順調な回復及び再発の防止のために必要である。

### 6　自殺防止

職員の自殺を防止することは、心の健康づくりの重要な課題である。防止のためには、心の健康の保持増進、心の不健康な状態への早期対応、円滑な職場復帰と再発の防止等を着実に実施することが必要であるが、自殺の場合、うつ病等の状態から引き起こされることが多く、また、うつ病等の状態は、精神的肉体的に過重な職務や家庭の深刻な悩み等により生じる場合も見られるところである。したがって、自殺の防止のためには、自殺との関連がみられる状況に関し認識を深め、そのような状況にある職員の身近にいる管理監督者、同僚、家族等が、必要に応じ健康管理医、主治医等の助言を得ながら各省各庁の長と協力・連携して対応することが必要である。

> 7　職務遂行能力の計画的な回復
>
> 　心の健康の問題により長期間休んでいた職員が職場に復帰した際に、職務遂行能力が全面的に回復していることは少なく、当初は勤務時間の短縮、職務内容の変更等により勤務内容を軽減することが多い。この場合、職務遂行能力の順調な回復を図るためには、職務復帰後の一定期間、計画的に職務内容等を決定していくこと（以下「計画」という。）が有効である。また、職務を行うことにより、職務遂行能力の回復が促進される面があることから、計画は、単に回復を待って職務内容等を決定するだけではなく、回復の促進という観点も入れて職務内容等を決定することが適当である。なお、回復の状況を注視しながら、柔軟に計画の変更を行うことも必要である。

## メンタルヘルス不調者への対応を1人で抱え込まない

　上記の項目の中で、一番大切なことは、各省各庁の長、自治体であれば、自治体の長が、メンタルヘルス対策の必要性を理解し、メンタルヘルスの実務を担う健康管理者や人事担当者、管理監督者に丸投げをしないことです。

　メンタルヘルス対策は、管理監督者にとって、業務の一部であるという認識を持つことが大切です。平成21年3月人事院事務総局人材局長発「分限処分に当たっての留意点等について」に書かれているように、メンタルヘルスに関わる問題では、休職と復職を何回も繰り返したり、職場で最低限の求められる業務がこなせなかったり、職場で問題行動を起こし、それを注意しても改めなかったりする場合があり、その際には、分限処分（場合によっては、分限免職）という対応を検討しますが、その時には、各省各庁の長、自治体であれば、自治体の長の意見が大きく影響を与えることが、その理由です。

　次に、管理監督者で、現場で遭遇するメンタルヘルス不調者への対応について、管理監督者が抱え込んで対応することのないよう、管理監督

第6章　職場全体のメンタルヘルスを向上するために

者と人事担当者、健康管理者、健康管理担当者、健康管理医（または産業医）と情報を速やかに共有することが大切です。管理監督者と人事担当者等の連携を現場でうまくいくようにするためには、管理監督者への教育が、2番目に重要です。

　著者の経験では、メンタルヘルス不調の職員への対応を、管理監督者が抱え込んでしまうことが、かえって対応を困難にさせ、メンタルヘルス不調の体調を悪化させ、休職や復職の際に支障をきたすことが多いので注意が必要です。

　現場の管理監督者と人事担当者・健康管理担当者等の連携が円滑にいくと、メンタルヘルス不調の職員に対して早く対応することができ、病気がひどくなる前に休職させることができ、それにより、復職した職員が再度、休職することも減り、職員全員が、自分の勤務する組織が職員のメンタルヘルスについて本当に理解があると実感するようになったところで、3番目に、職員自身のセルフケアについて教育することが大切になります。ただ、実際に、管理監督者へ教育しメンタルヘルス対策を実施すると、潜在的なメンタルヘルス不調者が顕在化しますので、一時的に、メンタル疾患で通院・休職する職員が増えますが、それがしだいに減っていきます。メンタルヘルス不調で休職する職員が減ってくるには、著者の経験では、2〜3年かかるのが普通ですので、その点は、あらかじめ理解しておく必要があります。すぐには効果が出ないものなのです。

## Q52 定期健康診断を活用してメンタルヘルスケアを行うことはできるのでしょうか？

### 身体的不調と精神的不調の関係

　年1回の定期健康診断では、身体的な検査項目が基準値を超えていな

いかどうかに注目しがちですが、メンタルヘルスケアに活用できる情報も含まれています。具体的には、健康診断時に受ける問診で、身体の不調を訴えているケースがあります。例えば、「寝つきが悪い」「熟睡できない」「体がだるい」「頭痛がする」といった自覚症状が書かれている場合があります。こういった自覚症状の原因の1つとして、メンタル不調を起こしている可能性が考えられます。

また、体重やコレステロール、血糖値の変動が大きい場合、その背景として生活習慣の乱れがあるのではないか、と推察されます。メンタル不調を生じると、食事や睡眠に十分な注意が払えず、結果として生活が乱れてしまうという可能性も考えられます。また逆に、もともとの生活習慣が乱れているためにメンタル不調の症状を呈しているという人も近年は増えているように思います。特に若い世代では、インターネットの普及のために夜型の生活習慣が身についており、睡眠リズムが乱れている、朝食を食べない、という人も多くみられます。

このような自覚症状や検査数値の変化が大きいといった情報に対して、健康診断を受けた医療機関でのメンタルヘルス不調にならないように生活指導することは、現実的には期待できません。職場の健康管理担当者が、該当する職員に対して生活習慣についてヒアリングを行うとともに、産業医（または健康管理医）や保健師が当該職員と面談して体調を確認し、生活指導を行い、メンタルヘルス不調のサインがあれば、管理職へ残業制限や業務量の軽減の必要性を報告するとともに、専門医を紹介して受診を勧めてもらう、といった対策が有効だと考えられます。

また、もともと身体の病気があり、うつ病などのメンタルヘルス不調を併発しているという場合もあります。病気によっては、治療のために生活面での制限が大きい、長期にわたり治療を継続しなければならない、持続する痛みがある、といったことがあるため、メンタルヘルス不調を併発することもあります。メンタルヘルス不調の併発率の高い病気とし

## 第6章　職場全体のメンタルヘルスを向上するために

て、糖尿病や悪性腫瘍、甲状腺の病気、心臓病、脳血管疾患（脳梗塞・脳卒中）、疼痛（腰痛・頭痛・背部痛等）などが挙げられます。このような病気の治療をしている職員に対しては、定期健康診断で、先に述べたような自覚症状を訴えていないか、といった視点で健診結果を見るだけでなく、定期健康診断結果に基づいた保健指導で、生活習慣を確認して、必要に応じて生活習慣の改善を促すことも大切になります。

## Q53 時間外労働とメンタルヘルスの間に関係があるのでしょうか？

### 睡眠時間の確保の重要性

　労働時間が長くなると、当然仕事以外に使える時間が短くなります。人が健康で文化的な生活を送るためには、睡眠時間だけではなく、食事する時間、家族や友人と交流する時間、趣味の時間などを確保する必要があります。労働時間が長くなってくるとまず余暇などに使われる時間から削られますが、足りなくなると最終的には睡眠時間が削られることになります。睡眠時間が短くなるほどの長時間労働は重大な問題であると考えられます。

　不眠を含む睡眠障害はうつ発症の危険因子となり得ることが指摘されています。大学卒業生を対象とした追跡調査では、学生時代に不眠を有する者では、その後に「うつ」を発症するリスクが有意に高いことが報告されています。この調査では、追跡期間18年目以降に「うつ」を発症している者が多いことが特徴となっています。この長い期間を考慮すると、不眠と「うつ」が同一の病態に含まれるというよりは、不眠を有する対象者においては、新たな病態である「うつ」が発生しやすいと考えられています。

　平成12年に行われた睡眠時間と抑うつ状態との関係を検討する研究で

は、睡眠時間が減少するとともに抑うつ状態が強くなるという結果が得られています。そしてメンタルヘルスを保持するには6時間以上の睡眠の確保が望ましいことが示唆されました。また、3万人を対象にした疫学調査においては、20〜70代以上のすべての年代で、睡眠時間が7時間以上8時間未満の人が抑うつの点数が低く、5時間未満の人では特に点数が高くなる傾向が示されました。

睡眠を6〜8時間確保するには、どのくらいの時間外労働ができるのでしょうか。「脳・心臓疾患の認定基準に関する専門検討会報告書」に、睡眠時間と時間外労働時間との関係についての記載があります（図表7）。

総務省の社会生活基本調査と日本放送協会の国民生活時間調査により、日本人の1日の平均的な生活時間が算出されます。労働時間中の休憩が1時間、通勤に1時間、食事・風呂・団欒・余暇などに4時間、これに基本労働時間8時間を足すと14時間になります。そうすると残りの10時

**図表7　睡眠時間と時間外労働時間の関係**

| 睡眠時間 | 7.5時間 | 6時間 | 5時間 |
|---|---|---|---|
| 1日当たりの時間外労働時間<br>（1日8時間の労働時間を超えるもの） | 2.5時間 | 4時間 | 5時間 |
| 1か月当たりの時間外労働時間 | 45時間 | 80時間 | 100時間 |

労働時間中の昼休み　　　　　1時間
通勤　　　　　　　　　　　　1時間　　　⇒　人間として必要な労働以外
食事・風呂・団欒・余暇など　4時間　　　　　の生活時間　合計6時間

1日（24時間）－生活時間（6時間）－基本労働時間（8時間）＝10時間
平日に睡眠時間と労働時間に使えるのは10時間となる

第6章　職場全体のメンタルヘルスを向上するために

間を睡眠と時間外労働に充てることができます。そのため時間外労働が増えると睡眠時間が削られることになります。

　1日当たり時間外労働を2.5時間、4時間、5時間行っているとすると、それぞれの睡眠時間は7.5時間、6時間、5時間になります。1か月の時間外労働時間は、1日の時間外労働時間に平均勤務日数の21.7日を乗じて求められるため、各々45時間、80時間、100時間となります。ですから、毎日6時間の睡眠を確保するためには時間外労働は月80時間以内にしなくてはいけないことになります。

　平成23年に公表された精神障害の労災認定基準でも長時間労働は精神障害の重要な要因の1つと位置付けられています。平成24年度の精神障害による労災認定件数は475件と前年度よりも150件増加し過去最高となっています。そのうち時間外労働が月80時間以上の人は200人を超えています。

　NHK放送文化研究所の2010年国民生活時間調査報告書によると、1日の睡眠時間は平日7時間14分、土曜日7時間37分、日曜日7時間59分となっています。平日の睡眠時間が6時間台と短いのは40・50代の男女で、最も短い40代女性は6時間28分でした。睡眠時間の変化を長期的にみると昭和45年から平成22年までの40年間で約50分短縮しています。今は24時間社会となったために生活のリズムが崩れがちとなり、健康を保つのに必要不可欠な睡眠時間が軽視される傾向にある可能性が指摘されています。

　職場には、職員が6時間以上の睡眠時間を確保できるような労務管理が求められますが、職員自身も仕事のやり方や私生活の過ごし方などで課題があることも少なくなく、職員全員に対して、健康管理に必要な正しい知識を広報し啓蒙する必要があると思われます。

## Q54 業務改善を進めることで、仕事のストレスを軽減する方法としては、どのようなものがあるでしょうか？

## ストレス要因を減らす業務改善

　米国国立労働安全衛生研究所（NIOSH）の職業性ストレス・モデルによると、仕事のストレス要因は、作業、作業環境、そして人間関係によるものとされています。具体的に挙げていきますと、仕事の量的負荷やその変動性、仕事に要求されること、仕事のコントロール感、長時間労働の頻度や交代制勤務の状況、対人関係などになります。

　メンタルヘルス対策において、ラインケアの重要性が指摘されています。これは、研究に基づくストレス・モデルにおいて、管理職は部下に対して、業務を通じて内省を促すなどの支援を行うことを通じて、仕事上のストレスを和らげる（緩衝要因）役割を果たすことができることがわかったことによります。

　「社会的支援」には、「情緒的支援」「尊重的支援」「ネットワーク的支援」の３つがあります。「情緒的支援」は「ケアされている」と感じられる支援、「尊重的支援」は「自分の価値観を認めてもらっている」と感じられる支援、そして「ネットワーク的支援」とは、「コミュニケーションによって集団の一員であるという確信を強めてくれる」支援となります。

　では、仕事のストレスを軽減するためにどのように取り組めばよいのでしょうか。根本的な解決は、業務改善により、直接的な仕事の質や量、煩雑さを減らし、仕事に関係するストレス要因を軽減させることとなります。しかしながら、業務改善のために、今までの業務を見直し、業務の役割担当を変更するために、一時的には困難さを伴います。

　しかし、組織がこうした取り組みを行うという姿勢を示すだけでも、職員個人は、「社会的支援を受けている」と感じることができますので、

ストレス要因を減らす取り組み（業務改善）については、できることから少しずつ進めていく必要があります。

ストレス要因を減らすことと、ストレスを和らげる要因を増やすことは、メンタルヘルス対策の車の両輪であり、両方のバランスのよい実施が必要となります。

**Q55** 復職の際に、試し勤務（時短勤務またはリハビリ勤務）制度を職場において構築しようとする場合の留意点を教えてください。

## 試し勤務制度の留意点

メンタル疾患で休職した職員が、復職する際に、試し勤務をしますが、試し勤務を実施する前にとても大事なことがあります。実際には、当該職員が試し勤務を開始し、その間の勤務状況や職場での言動を、管理監督者または健康管理担当者、健康管理医（産業医）が観察したところ、職場で安全に働ける体調ではない、と判断し再度休職してもらうことは少ないのです。そのため、試し勤務制度で一番大事なことは、試し勤務をして、復職した後、体調を崩さずに職場で求められる最低限の業務を継続できるかどうか、を管理監督者や人事担当者、健康管理担当者、健康管理医（産業医）が判断することです。

まず、職場で受け入れるかどうかを検討・決定する際には下記のことを検討することが重要です。

### ①健康管理医（産業医）等の選定

精神科（心療内科）の専門医は、病院・クリニックでは、職場の安全配慮よりも患者との信頼関係を重視し、患者や家族の意向を尊重せざるを得ない立場です。しかし、健康管理医（産業医）等は違います。職場で求められる最低限の業務ができるか、周囲の職員への負担感が許容範

囲内なのか、業務内容によっては安全に業務を遂行できるか、など職場全体のことも含めて考える視点が必要となります。そういう視点も持って総合的に考えて判断する医師を選定する必要があります。

②主治医の診断書はあくまで参考程度にする

いくら精神科（心療内科）の主治医が「職務遂行が可能であるという回復レベル」であると言っても、精神科（心療内科）の病気には客観的な検査や、復職可能かどうかを見極める客観的な基準がないために、「職務遂行が可能であるという回復レベル」であると診断書を作成しても、作成責任はありません。要は、その診断書の内容を受け入れた会社や役所の人事担当者や管理監督者、健康管理担当者に責任が生じることになっています。そのことは注意しておく必要があります。

③復職を受け入れる基準を明確にする

単に「一人前の業務ができること」とあいまいな復職可能と自治体が判断する基準を作成するのではなく、「〇〇という業務については、〇〇ぐらいできるようになること」「一時的に業務を軽減するにしても、復職後〇か月後には、〇〇ぐらいできるようになること」と、極力、具体的に基準を作成することが大事です。

④場合によっては、主治医の意見に反して、復職延期の決断を下す判断を行う

職場の安全配慮義務を担うのは、最終的には、自治体や会社の人事担当者や管理監督者です。いくら主治医が復職できると診断書を書いても、それを受け入れた自治体や会社に、法的な責任が生じます。ですから、復職を希望する職員やその家族と会って話をして、自宅療養中の家での過ごし方や面談中の受け答えなどで、安全に職場まで通勤できない、または、職場で求められる最低限の業務をこなせないと思うのであれば、勇気をもって、復職の延期を決断することも必要になります。特に、病気休職期間満了前に、駆け込みで、復職したいと、休職中の職員が申し

第6章　職場全体のメンタルヘルスを向上するために

出てくる場合は、慎重に検討する必要があります。

　なお、復職できる判断項目としては、やる気や気分よりも日々の行動を重視してください。判断項目の例としては、通勤時間帯に、必要な交通機関を使って安全に通勤できるか、平日の起床・就寝時間が安定しているか、起床は通勤している頃に合わせて起床できているか（目覚まし時計を数個鳴らして無理に起きていないか）、日中、昼寝をしていないか（ジョギングやスポーツジムへ行って運動をして、日中の眠気を我慢していないか）、家で落ち着いて家事ができているか、コンピュータやゲーム等に熱中しすぎていないか、などがあります。

**⑤主治医の意見に疑義がある場合は、他の精神科（心療内科）へ変わるよう検討する**

　精神科（心療内科）の中で、近年、気分を安定させるだけでなく、職場に復帰し、職場で求められる最低限の業務をこなすだけでなく、再休職をしないように治療することが大事と考えている医師たちが、病院やクリニックでリワーク（職場復帰）プログラムを行うようになりました。まだその数は少ないですが、主治医の意見に疑義がある場合は、リワークプログラムを行っている病院やクリニックへ変わるよう話しをすることも大切です。


　上記のことを留意し、当該職員とその家族と面談したうえで、自治体の人事担当者や管理監督者が復職可能と判断して、初めて、試し勤務となります。試し勤務については、人事院の【試し勤務「実施要綱」】に沿って行うことになります。

　試し勤務でたいせつなポイントは、試し勤務の実施前に必ず当該職員とその家族または身元保証人に対して説明をしてください。特に、試し勤務中の勤務時間と日程、復職先となる職場、復職後の職場での業務内容、復職後に軽減勤務をする際には、軽減勤務を行う期間（病状が回復

するまで、とあいまいに言わないこと）、試し勤務中の給与の扱い、自宅から職場までの交通費の取り扱い、通勤災害や公務災害の認定の有無、試し勤務中にスケジュールどおり勤務をこなせなかった場合の対応についてです。それらのことを文書にして、当該職員とその家族または身元保証人に説明して同意を得ておくことが大切です。その際に、不明な点があれば、事前にきちんと説明しておきましょう。

　著者の経験では、試し勤務は正式な勤務でないという理由で、職場にきている当該職員の職場での言動を観察せずに放置していることがよくあります。試し勤務は、文字どおり、正式な復職に向けて試しているのですから、職場での言動について、管理職は注意を払い、職場の秩序を乱すような言動をしないか、決められた時刻に出勤し退勤しているか、居眠りをしていないか、等を人事担当者や健康管理担当者、健康管理医（産業医）へ報告するようにしましょう。

　なお、試し勤務を始める際に、職場の同僚には、管理監督者から「体調を崩して、長期に休んでいた○○さんが、○月○日から試し勤務することになりましたので、お知らせします。まだ、正式な勤務ではありませんので、業務を与えることができないことを、みなさん理解してください。また、体調が十分回復しているわけではないので、快気祝いなどの飲み会には誘わないようお願いします。もし、試し勤務中に、○○さんが、体調が悪そうにしていたら、私まで連絡をしてください」と事前に周知する必要があります。その時に、絶対に、診断書の病名は言わないよう気を付けてください。

〔参考文献〕(順不同)
1 厚生労働省「患者調査」
2 厚生労働省「知ることからはじめよう　みんなのメンタルヘルス」
3 公益社団法人 日本WHO協会
4 厚生労働省「職場におけるこころの健康づくり〜労働者の心の健康の保持増進のための指針〜」
5 清水隆司『職場や家庭にストレスやうつで悩んでいる人がいたら』産学社、2013年
6 兼板佳孝・大井田隆『睡眠障害の疫学』日大医学雑誌 Vol.69 No.1、2010年、6-10 p
7 DSM－Ⅳ－TR『精神疾患の分類と診断の手引き』医学出版、2004年
8 加藤忠史『うつ病の脳科学』幻冬舎新書、2009年
9 五十嵐良雄『あなたも名医！「うつ状態」を知る・診る　おや？もしや？おかしいな？と思ったら』日本医事新報社出版、2013年
10 小山文彦、北條敬、大月健郎、山本晴義『脳血流99mTc―ECD SPECTを用いたうつ病像の客観的評価』日本職業・災害医学会会誌、56：122-127、2008年
11 日本産業精神保健学会編集『メンタルヘルスと職場復帰支援ガイドブック』中山書店、2008年
12 日本産業ストレス学会編集『産業ストレスとメンタルヘルス―最先端の研究から対策の実践まで―』中央労働災害防止協会、平成24年
13 日本産業精神保健学会編集『ここが知りたい！　職場のメンタルヘルスケア　精神医学の知識＆精神医療との連携法』南山堂、2011年
14 『研究者・技術者の「うつ」対策』技術情報協会、2013年
15 清水隆司『職場のメンタルヘルス』社団法人地方行財政調査会、平成24年（非売品）
16 中村純、新開隆弘監修『事例に学ぶ　職場のメンタルヘルス―産業医・精神科医のレポート―』中災防新書、平成24年
17 山﨑友丈、清水隆司、佐藤泰三監修『心の危機管理ハンドブック　はじめてのメンタルヘルス（第1版）』ぎょうせい、2004年
18 白倉克之、高田勗、筒井末春監修『職場のメンタルヘルスケア　産業医と産業保健スタッフのためのガイドブック』南山堂、1997年
19 厚生労働省労働基準局編集『産業医のための過重労働による健康障害防止マニュアル―過労死予防の総合対策―』財団法人産業医学振興財団、平成14年
20 功刀浩『精神疾患の脳科学講義』金剛出版、2012年
21 山﨑友丈『働く人のためのメンタルヘルス　ストレスに負けない自分づくり・職場づくり』ディオス出版、1997年
22 小杉正太郎編『ストレス心理学　個人差のプロセスとコーピング』川島書店、2003年
23 日本産業衛生学会・産業精神衛生研究会編『職場のメンタルヘルス―実践的アプローチ―』中央労働災害防止協会、平成17年
24 水島広子『対人関係療法でなおすうつ病　病気の理解から対処法、ケアのポイントま

で』創元社、2011年
25　一般財団法人地方公務員安全衛生推進協会
26　厚生労働省『こころの耳　働く人のメンタルヘルス・ポータルサイト〜心の健康確保と自殺や過労死などの予防〜』
27　柏木雄次郎ら『メンタルヘルス不全者の職場復帰支援に関する調査研究（第1報）―事業場外資源（精神科医・心療内科医など）への質問紙調査―』日本職業・災害医学会会誌、53：153-160、2005年
28　柏木雄次郎ら『メンタルヘルス不全者の職場復帰支援に関する調査研究―事業場内・外関係者双方への質問紙調査結果―』日本職業・災害医学会会誌、54：113-118、2006年
29　小山文彦、松浦直行、影山淳一、大月健郎『労働者の抑うつ、疲労、睡眠障害と脳血流変化―99mTc―ECD SPECTを用いた検討―』日本職業・災害医学会会誌、58：76-82、2010年
30　小山文彦、久富木由紀子、浦上郁子『労働者の「うつ病予備軍」早期発見のために―睡眠障害と前頭葉機能低下、抑うつ症状との相関―』日本職業・災害医学会会誌、59：32-39、2011年
31　難波克行『産業医が選任されていない中小規模事業所向けメンタルヘルス不調者復職支援マニュアル』
32　個人情報保護法
33　杉晴夫『ストレスとはなんだろう　医学を革新した「ストレス学説」はいかにして誕生したか』講談社、2011年
34　河野友信、吾郷晋浩、石川俊男、永田頌史編集『ストレス診療ハンドブック（第2版）』メディカル・サイエンス・インターナショナル、2003年
35　平木典子『カウンセリングとは何か』朝日選書586、朝日新聞社、1997年
36　滝沢龍・福田正人、心の健康に光トポグラフィー検査を応用する会『精神疾患の臨床検査としての近赤外線スペクトロスコピィ（NIRS）の実用化』医学のあゆみ、231（10）：1045-1053、2009年
37　松尾幸治『光トポグラフィーは精神疾患の診断に応用できるか』臨床精神医学41（7）：829-835、2012年
38　坂元薫『「現代型うつ病」をどのように解釈するか―その病態と治療的対応』綜合臨床　59（5）：1197-1201、2010年
39　星野仁彦『発達障害に気づかない大人たち＜職場編＞』祥伝社、2011年
40　備瀬哲弘『発達障害でつまずく人、うまくいく人』ワニブックス、2011年
41　白井幸子『医療の現場におけるこんな時のカウンセリング』医学書院、1994年
42　ジョセフ・オコナー、ジョン・セイモア、橋本敦生訳『NLPのすすめ』優れた生き方へ道を開く新しい心理学、チーム医療、1995年
43　中原淳『職場学習論　仕事の学びを科学する』東京大学出版会、2012年

44　國分康孝『カウンセリング心理学入門』PHP 研究所、1998年
45　平木典子『カウンセリングの話』朝日新聞社、2004年
46　HG. レーナー、園田雅代訳『怒りのダンス―人間関係のパターンを変えるには（わたしらしさの発見）』誠信書房、1993年
47　國分康孝『カウンセリング辞典』誠信書房、1990年
48　森田汐生『「怒り」の上手な伝え方』すばる舎、2013年
49　鈴木有香、八代京子監修『交渉とミディエーション―協調的問題解決のためのコミュニケーション』三修社、2004年
50　労働政策研究・研修機構『労働政策研究報告書サマリー』No147、2012年
51　『職場環境等改善のためのヒント集～メンタルヘルスアクションチェックリスト～』
52　横山美弥子、大野裕監修『部下の「うつ」をすばやく見つける本～職場も本人も痛手をこうむる前に～』中経出版、2010年
53　厚生労働省、平成24年度「脳・心臓疾患と精神障害の労災補償状況」まとめ
54　井原裕『生活習慣病としてのうつ病』弘文堂、2013年
55　水島広子『自分でできる対人関係療法』創元社、2009年
56　日経メディカル「特集　認知症は病気じゃない」No.555、日経BP社、2014年
57　「自殺対策に関する意識調査」内閣府、平成20年
58　「円滑な職場復帰及び再発の防止のための受入方針」の改定について、人事院、平成22年
59　厚生労働省「心の健康問題により休業した労働者の職場復帰支援の手引き」
60　アン・ディクソン著、アサーティブジャパン監訳・監修『それでも話し始めよう　アサーティブネスに学ぶ対等なコミュニケーション』クレイン、2006年
61　厚生労働省、平成24年度「脳・心臓疾患と精神障害の労災補償状況」まとめ
62　厚生労働省、精神障害等の労災認定について
63　NHK放送文化研究所「2010年国民生活時間調査報告書」
64　人事院「職員の心の健康づくりのための指針について」
65　人事院「分限処分に当たっての留意点等について」
66　人事院「試し出勤『実施要綱』」

【著者紹介】

清水　隆司（しみず・たかし）

日本メディメンタル研究所所長、医学博士

1966年生まれ。産業医科大学医学部卒業後、三井石油化学株式会社（現・三井化学株式会社）に入社し、産業医として勤務。1999年に産業医科大学の産業医実務研修センターに助手として赴任。2002年に株式会社マイン・メンタルヘルス研究所に入社。2006年8月に株式会社JPRON（ジェイプロン）・日本メディメンタル研究所を設立し、所長に就任。主な著書として、『職場や家庭にストレスやうつで悩んでいる人がいたら』（産学社）。

### 事例で学ぶ
### 上司のための職場の「うつ」対策

2014年6月10日　第1刷発行

著　者　　清水　隆司

発　行　　株式会社 ぎょうせい

　　　　　本社　東京都中央区銀座7-4-12（〒104-0061）
　　　　　本部　東京都江東区新木場1-18-11（〒136-8575）
　　　　　　　　　　　　電話　編集　03-6892-6508
　　　　　　　　　　　　　　　営業　03-6892-6666
　　　　　　　　　　　　フリーコール　0120-953-431

　　　　　URL：http://gyosei.jp

〈検印省略〉
印刷　ぎょうせいデジタル株式会社
※乱丁・落丁本は、送料小社負担にてお取り替えいたします。
禁無断転載・複製
Ⓒ2014 Printed in Japan

ISBN978-4-324-09809-7
(5108045-00-000)
〔略号：上司うつ〕

# できる上司の心得帖

## 部下の力を引き出す

本田有明 [著]

四六判・定価(本体1,750円+税)

### 本書の特色

● 世代や考え方の違いなどにより、上司として部下との接し方に悩む人へ、接し方のコツやヒントを会話例などを挙げながら示した1冊。

● 月刊「ガバナンス」人気連載の「間違いだらけの部下指導」を単行本化。

---

ご注文・お問合せ・資料請求は右記まで

株式会社 ぎょうせい
おかげさまで120年、これからの100年も!!

本社 東京都中央区銀座7-4-12 〒104-0061
本部 東京都江東区新木場1-18-11 〒136-8575

URL: http://gyosei.jp

フリーコール: 0120-953-431　　フリーFAX: 0120-953-495